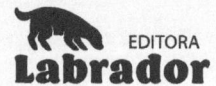

A ÉTICA NA YOGA

Uma vivência de amor

LOURIS BECHARA ESPER

Este livro é dedicado a Anna Pedote, que eu costumo chamar de Anna Purna por sua semelhança notória com a Deusa da Nutrição, que tem a função de alimentar e nutrir a Terra. Anna alimentou, com seu amor e dedicação, a energia do Tarikat Yoga. E alimentou os alunos com suas virtudes e intenção correta. Além de tudo, nutriu minha alma, antes, durante e depois da existência do Tarikat Yoga.

Copyright © 2023 de Louris Bechara Esper
Todos os direitos desta edição reservados à Editora Labrador.

Coordenação editorial
Pamela Oliveira

Assistência editorial
Leticia Oliveira
Jaqueline Corrêa

Preparação de texto
Iracy Borges

Revisão
Mauricio Katayama

Projeto gráfico e capa
Amanda Chagas

Diagramação
Lira Editorial

Ilustração da capa
Jayme Esper Junior

Dados Internacionais de Catalogação na Publicação (CIP)
Jéssica de Oliveira Molinari – CRB-8/9852

Esper, Louris Bachara
  A ética na Yoga: uma vivência de amor / Louris Bechara Esper. — São Paulo: Labrador, 2023.
  128 p.

ISBN 978-65-5625-366-4

1. Yoga 2. Ética I. Título

23-3864   CDD 796.4

Índice para catálogo sistemático:
1. Ioga

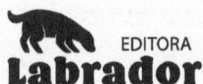

Editora Labrador
Diretor editorial: Daniel Pinsky
Rua Dr. José Elias, 520
Alto da Lapa – 05083-030
São Paulo – SP
+55 (11) 3641-7446
contato@editoralabrador.com.br
www.editoralabrador.com.br

A reprodução de qualquer parte desta obra é ilegal e configura uma apropriação indevida dos direitos intelectuais e patrimoniais da autora. A editora não é responsável pelo conteúdo deste livro. A autora conhece os fatos narrados, pelos quais é responsável, assim como se responsabiliza pelos juízos emitidos.

Agradecimentos

Agradeço a participação neste livro de Sylvia Virgínia Andrade Leite, Elizete Cordeiro de Miranda e Laura Menegon Zaccarelli. Sem elas não haveria escrita possível.

Agradeço aos familiares em geral, principalmente filhos, netas e netos. Agradeço às amigas e aos amigos que incentivaram com carinho a realização deste trabalho.

Agradeço às professoras e aos alunos que contribuíram para realizar os objetivos éticos da Yoga. Pessoas queridas, que sempre demonstraram envolvimento e carinho pela escola.

Agradeço às funcionárias da casa e aos guardiões do portão, que deram suporte e segurança ao nosso trabalho.

Agradeço ao meu marido, Jayme Esper (onde quer que ele esteja), pela manutenção física da escola e pelo apoio financeiro sempre que era necessário.

Agradeço o suporte sutil do mestre sufi Omar Ali Shah (Agha), que, num dia glorioso, presenteou a nossa escola com o nome Tarikat (caminhos, em árabe), afirmando que eu poderia usá-lo para fins profissionais e didáticos — o que aceitei de imediato, considerando uma bênção.

Agradeço ao pequeno pedaço de terra no jardim, onde flores lindas e perfumadas nasciam com a função de embelezar ainda mais o espaço dedicado ao crescimento espiritual de todos os que frequentaram o Tarikat.

Gratidão eterna!

Às vezes ouço passar o vento;
e só de ouvir o vento passar,
vale a pena ter nascido.

(Fernando Pessoa)

Sumário

1. Namastê 10
2. Era uma vez 12
3. Pranayama 14
4. Suportes da Yoga 20
5. Os Ciclos de Ética no Tarikat 25
6. A Ética na Yoga — Yamas e Niyamas 28
7. Yamas 34
   - Ahimsa — História 34
   - Ahimsa — Ciclo 39
   - Satya — História 43
   - Satya — Ciclo 45
   - Asteya — História 50
   - Asteya — Ciclo 55
   - Brahmacharya — História 57
   - Brahmacharya — Ciclo 58
   - Aparigraha — História 62
   - Aparigraha — Ciclo 72
8. Niyamas 76
   - Saucha e Tapas — História 78
   - Saucha e Tapas — Ciclo 80
   - Santosha — História 87
   - Santosha — Ciclo 90
   - Svadhyaya e Isvara Pranidhana — História ... 94
   - Svadhyaya e Isvara Pranidhana — Ciclo 99
9. Um presente ao leitor — Vipásana 104
10. O relato de uma aluna 105
11. Depoimentos sobre as aulas no Tarikat 111
12. Considerações finais 121
13. Bibliografia 122

Pequeno álbum de fotos 124

Namastê

Em primeiro lugar, Namastê: o Deus que habita em mim cumprimenta o Deus que habita em você.

Este livro foi escrito como se fosse um conto para transmitir a vocês a experiência de uma pequena escola de São Paulo, denominada Tarikat — que em árabe significa caminhos —, ao trabalhar em sala de aula a dimensão Ética da Yoga.[1]

Ao longo dos seus mais de vinte anos de existência, o Tarikat realizou muitos Ciclos (roteiros estruturados de aulas), focados em diversos temas, todos igualmente importantes para professores e alunos. A escolha dos Ciclos de Ética para este relato deve-se a três razões: primeiro, a importância do tema para a Yoga – como veremos adiante; depois, o fato de um grupo de alunos veteranos ter percorrido esses Ciclos juntos, do começo ao fim, sem nenhuma desistência; e, por fim, os visíveis resultados obtidos por esses alunos em vários aspectos: desde o acentuado avanço em seu desenvolvimento no trabalho da Yoga até a transformação de suas atitudes perante a vida.

Como qualquer outro aprendizado, a Yoga tem suas etapas, que não devem ser puladas ou ignoradas, sob pena de o benefício converter-se em prejuízo. É um caminho (Tarikat), que precisa ser percorrido passo a passo. Para cumprir esses passos, atendendo demandas específicas, a escola tinha diversos níveis de salas de aula: iniciantes, veteranos, adolescentes, idosos e grávidas, além de aulas particulares para pessoas com problemas de locomoção.

---

1 No Tarikat, nós adotamos a forma abrasileirada "a Yoga". A escolha de abrasileirar vale também para a grafia de nomes e termos técnicos que surgirão ao longo do texto. Como não há consenso na transliteração dessas palavras sânscritas, que são grafadas de distintas formas pelas diversas fontes, decidi utilizar a versão mais próxima da nossa pronúncia.

Tendo em vista o nível de dificuldade de suas posturas e interiorizações, os Ciclos de Ética eram aplicados apenas aos alunos de turmas avançadas e, pela mesma razão, temos certeza de que este relato será mais útil aos que já se iniciaram na Yoga. Mesmo assim, optamos por uma linguagem simplificada e com o mínimo de termos técnicos, a fim de que possamos alcançar o maior número de pessoas.

O livro contém algumas informações teóricas e muitos ensinamentos, mas é, essencialmente, um caderno de memórias. Os Ciclos conceitualmente descritos aqui foram elaborados por mim, Louris Bechara Esper, que sou historiadora, professora de Yoga e era proprietária da escola, com a fundamental parceria da também professora de Yoga e psicoterapeuta Anna Maria Pedote. As aulas eram ministradas pelas seguintes professoras ou instrutoras de Yoga: Ângela Moreno, Conceição Trevisano, Érika Miaciro, Sônia Maria Marzulli dos Santos e Maria José Fulfulle.

Por uma questão de segurança física, mental e emocional dos leitores, os Ciclos foram apresentados neste livro apenas conceitualmente, sem descrição das posturas. Isso porque nenhuma prática de Yoga pode ser feita sem a orientação e o acompanhamento de um professor ou instrutor devidamente habilitado.

Agora que você já sabe um pouquinho sobre nós e sobre o que encontrará neste livro, aceite o nosso convite para mergulhar em nossas memórias mesmo que não seja um praticante e ainda que nunca tenha ouvido falar em Yoga.

Como dizia Rumi, poeta persa da Idade Média: "Vem, vem, seja você quem for, não importa se você é um infiel, um idólatra, ou um adorador do fogo. Vem, nossa irmandade não é um lugar de desespero. Vem, mesmo tendo violado seu juramento cem vezes. Vem assim mesmo".

Era uma vez ...

Às vezes uma aula de Yoga começava assim (Era uma vez...), e essa frase abria caminho para contarmos uma história da tradição oral que ilustrasse o que queríamos transmitir. Outras vezes começava com informações históricas dessa prática ou sobre os preceitos que devem nortear uma yoguine ou um yogue (nomes dados aos praticantes).

Ao longo de aproximadamente 30 minutos, no início de um ciclo, falava-se, compartilhava-se, discutia-se um tema. Tanto os professores como os alunos eram pessoas interessadas em evoluir, em viver a Ética, a União, a Yoga.

Tradicionalmente, as aulas de Yoga duram uma hora. Na escola Tarikat Yoga, elas eram mais longas, chegando a uma hora e meia, porque introduzimos aquecimentos condizentes com as posturas. Fazíamos isso porque entendíamos que nossos corpos, aqui no Brasil, não estão preparados para a realização das posturas como acontece com os praticantes da Índia; nem nosso clima é tão quente como o de lá. Introduzíamos, ainda, leituras e debates para que os alunos tivessem maior consciência da profundidade do trabalho que estávamos fazendo conjuntamente.

Ciclos temáticos

Nossos Ciclos iam além da prática física. Durante um mês e meio, mais ou menos, um tema era introduzido e vivenciado em três dimensões: no corpo, por meio de posturas, gestos, respirações conscientes; na mente, pela internalização das mensagens, de modo que elas passassem a fazer parte do cotidiano de cada um; e no espírito, como resultado da união do corpo e da mente em favor da consciência, da paz e da tranquilidade, criando uma condição propícia à evolução do Eu.

A experiência de trabalhar um tema, vivenciando-o, trouxe-nos a certeza de estar fazendo algo favorável ao nosso próprio crescimento e ao crescimento de nossos familiares, amigos, vizinhos, e de quem quer que cruzasse nossos caminhos. Algo que se expande como uma mancha de óleo em um papel, ou como uma pedra jogada no lago, criando círculos e mais círculos de expansão.

Aconchego, amor e muito amor

Essa imagem, dos círculos em expansão, do compartilhar de dentro para fora, de fora para dentro, era o símbolo da escola Tarikat Yoga, que funcionou em uma casinha muito antiga da Vila Madalena, em São Paulo, por mais de 20 anos.

Além da expansão, cultivávamos aconchego e acolhimento!

Quando atravessávamos o portão, víamos plantas e flores, ouvíamos os sons de uma fonte de mosaico azul, calçávamos chinelos macios e tomávamos chás de especiarias, gengibre e frutas. O mundo, a cidade, com seus ruídos, a correria e o trânsito, ficávam fora e além daquele portão verde. Ali, cada um de nós tinha condições de sentir a si mesmo e de entrar em contato com seu próprio Ser Essencial, a fim de ouvi-lo e integrá-lo em nosso dia a dia.

É essa experiência que queremos expor aqui. Contar a vocês como se fosse um conto e com a ajuda de outros contos. É por isso que, antes de iniciar o relato de cada Ciclo, vocês encontrarão uma história sobre o tema em questão. Assim, quando começarem a se informar sobre o que fizemos nos respectivos Ciclos, já terão apreendido seus significados por outras vias que não a da razão.

E, para que nosso conteúdo fique realmente acessível a todos, faremos, a partir de agora, breves descrições do Pranayama, que é a prática da respiração e do seu controle na Yoga; do Prana, que é o alimento; e dos Suportes da Yoga: Mantras, Mudras e Visualizações.

Era uma vez...

Pranayama

O Pranayama é a parte da Yoga que trata do domínio das energias do movimento respiratório e tem extrema importância no caminho da iluminação de seus praticantes (os yogues).

[Prana = energia vital, princípio sutil da energia.
Ayama = extensão.
Pranayama = a extensão da força vital.

O Prana foi intuído nos tempos védicos, séculos e séculos atrás, numa ocasião em que alguns Rishis (sábios), ao meditar na floresta, avistaram pontinhos luminosos.

Quando a ciência descobriu o oxigênio, os estudiosos pensaram ter encontrado uma explicação para o Prana, mas chegaram à conclusão de que essa força vital é ainda mais sutil que o elemento químico.

Pesquisando mais um pouco, os estudiosos do Prana descobriram que só poderiam compará-lo aos chamados íons negativos encontrados em vários ambientes naturais, especialmente nas quedas d'água. São esses íons negativos que nos fazem sentir bem-estar depois de um temporal ou quando nos aproximamos de uma cachoeira.

Falta Prana (energia vital ou íons negativos) em lugares fechados e com ar-condicionado. É por isso que depois de um tempo de permanência em escritórios ou shopping centers nos sentimos tão esgotados.

Praticar respirações conscientes é uma das formas de debelar esses males, pois conseguimos, por meio dos Pranayamas, absorver Prana.

A respiração é o ato mais importante das nossas vidas, o alimento principal da nossa vivência. Nascemos inspirando e morremos expirando. A vida toda é uma respiração.

Por meio da respiração você pode se conhecer e se conduzir melhor

Respirar é o primeiro e o último ato do ser humano e é, ao mesmo tempo, sua primeira e sua última relação com o mundo exterior. Enquanto vivemos, mantemos, por meio da respiração, um intercâmbio permanente e ininterrupto com o ambiente que nos rodeia. Por isso, ao observarmos a maneira como respiramos, damos alguns passos em nosso processo de autoconhecimento.

Nossa forma habitual de respirar reflete a postura que temos diante do mundo e pode nos revelar se estamos mantendo uma relação equilibrada com o todo, ou se, pelo contrário, temos uma troca desigual, seja por darmos menos do que recebemos, seja por darmos mais do que recebemos.

Ao longo da vida, cada um de nós estabelece uma forma-padrão — seja ela equilibrada ou não — de se relacionar com o mundo, mas há situações que podem alterar nosso modo de respirar. Muitas dessas mudanças são involuntárias, como as provocadas pela pressa ou pelo medo, mas podemos e devemos alterar deliberadamente a maneira como respiramos para nos equilibrarmos ou para entrarmos em sintonia com determinadas circunstâncias.

Os exercícios do Pranayama podem ser usados tanto para ajustar nossa forma-padrão de respirar, equilibrando o dar e o receber, como para "desequilibrá-la" intencionalmente a fim de favorecer uma situação específica.

O exercício básico é o Pranayama Quadrado. Sua prática consiste em inspirar em 4 tempos, reter em 4 tempos, expirar em 4 tempos e permanecer com os pulmões vazios em 4 tempos (repetindo de 4 a 8 vezes). Com ele, equilibramos o dar e o receber. Nas situações específicas em que precisamos intensificar uma ou outra condição, alteramos os tempos de inspiração e de expiração.

Diferentemente do que ocorre com as posturas, os exercícios de respiração podem ser feitos sem o acompanhamento de um instrutor, por isso mostraremos, a seguir, como praticar o Pranayama:

1. Sentado em uma posição bem confortável, ombros relaxados, cada um de nós vai resgatar o seu modo constante e usual de respirar, apenas observando, sem interferir.
2. Em seguida, vamos prestar um pouco mais de atenção para descobrirmos em que etapa despendemos mais tempo: na inspiração ou na expiração?

   Quem inspira em tempo maior que expira quer receber mais do mundo. Quem expira em tempo maior que inspira está oferecendo mais do que recebe. O ideal é que haja uma troca equilibrada entre o inspirar e o expirar.
3. Agora vamos ajustar nossa respiração para a condição de cada momento:

   - Em situações normais, precisamos equilibrar o dar e o receber e, para isso, fazemos o já citado Pranayama Quadrado:
     - inspirar em 4 tempos
     - reter em 4 tempos
     - expirar em 4 tempos
     - manter os pulmões vazios em 4 tempos.

   - Às vezes, é necessário doar-se mais. Por exemplo, quando vamos dar uma aula ou fazer uma conferência. Nesse caso, devemos nos preparar para isso, aumentando o tempo de expiração:
     - inspirar em 4 tempos
     - reter em 4 tempos
     - *expirar em 6 tempos*
     - manter os pulmões vazios em 4 tempos.

   - Se vamos assistir a uma aula, ou aprender algo, a preparação deve ser feita no sentido contrário:
     - *inspirar em 6 tempos*

- reter em 4 tempos
- expirar em 4 tempos
- manter os pulmões vazios em 4 tempos.

• Quando precisamos reter algum conhecimento ou simplesmente memorizar algo, devemos aumentar a permanência com os pulmões cheios:
- inspirar em 4 tempos
- *reter em 6 tempos*
- expirar em 4 tempos
- manter os pulmões vazios em 4 tempos.

• Mas se a necessidade for esquecer, afastar pensamentos e ações desagradáveis ou inoportunas, devemos aumentar o tempo de permanência com os pulmões vazios:
- inspirar em 4 tempos
- reter em 4 tempos
- expirar em 4 tempos
- *manter os pulmões vazios em 6 tempos.*

Obs.: nas quatro situações do Pranayama, é preciso levar sempre em conta o modelo do Pranayama Quadrado.

Precisamos estar atentos, ainda, a algumas questões relativas à respiração na Yoga:

1. Nas posturas (Ásanas) da prática de Yoga, a respiração tem que ser fluida e confortável. Se ela está curta e difícil, o esforço está sendo excessivo.
2. A respiração também serve como um regulador da nossa atenção. Quando nossa mente divaga sem atentar para a respiração, estamos deixando de praticar a Yoga verdadeira.

A seguir, apresento um texto de autor desconhecido que ilustra a importância da respiração para a Yoga e para a vida.

A rivalidade das cinco funções corporais e a superioridade do alento

Om! Na verdade, quem conhece o principal e o melhor torna-se o principal e o melhor. O alento (respiração), na verdade, é o principal e o melhor.

Na verdade, quem conhece o mais excelente torna-se o mais excelente entre o seu povo. A fala, na verdade, é o mais excelente.

Na verdade, quem conhece a base firme tem uma base firme tanto neste mundo como no além. O olho, na verdade, é uma base firme.

Na verdade, quem conhece a realização tem seus desejos realizados, tanto os humanos quanto os divinos. O ouvido, na verdade, é a realização.

Na verdade, quem conhece a moradia torna-se a moradia de seu próprio povo. A mente, na verdade, é a moradia.

Ora, os Alentos Vitais disputam entre si a superioridade, dizendo por sua vez: "Eu sou Superior".

Esses Alentos Vitais foram ter com o Pai Prajapati (divindade do Hinduísmo considerada o pai das criaturas) e disseram:

— Senhor! Qual de nós é superior?

Ele lhes disse:

— Aquele de vós cuja saída provoca no corpo maior desamparo, esse é superior a todos.

A fala sai. Tendo ficado fora um ano, voltou novamente e perguntou:

— Como pudeste viver sem mim?

— Como o mudo, sem falar, mas respirando com o alento, vendo com o olho, ouvindo com o ouvido, pensando com a mente. Assim, a fala entrou novamente.

O olho saiu. Tendo ficado fora um ano, voltou e perguntou:

— Como pudeste viver sem mim? — Como o cego, sem ver, mas respirando com o alento, falando com a fala, ouvindo com o ouvido, pensando com a mente. Assim, o olho entrou novamente.

O ouvido saiu. Tendo ficado fora um ano, voltou e perguntou:

— Como pudeste viver sem mim?

— Como o surdo, sem ouvir, mas respirando com o alento, falando com a fala, vendo com o olho, pensando com a mente. Assim, o ouvido entrou novamente.

A mente saiu. Tendo ficado fora um ano, voltou e perguntou:

— Como pudeste viver sem mim?

— Como idiotas, sem mente, mas respirando com o alento, falando com a fala, vendo com o olho, ouvindo com o ouvido. Assim, a mente entrou novamente.

Ora, quando o alento estava quase saindo, como um bom cavalo que poderia arrancar todos os limites a que estivesse preso, foi assim que arrancou todos os demais alentos. Eles todos vieram a ele e disseram:

— Senhor! Tu és o superior a nós. Não saias.

A fala disse a ele:

— Se eu sou o mais excelente, então tu és o mais excelente.

Depois o olho disse a ele:

— Se eu sou base firme, então tu és uma base firme.

Depois o ouvido disse a ele:

— Se eu sou a realização, então tu és a realização.

Então, a mente disse a ele:

— Se eu sou uma moradia, então tu és uma moradia.

Na verdade, eles não chamam "Falas, Olhos, Ouvidos, Mentes". Eles o chamam *Alentos*, pois o alento vital é todos esses.

Fonte: Texto de autor desconhecido supostamente anterior aos Vedas (Escrituras milenares — as mais antigas da Índia).

Suportes da Yoga

Mantras

O Mantra, segundo Georg Feuerstein, em *A tradição do Yoga* (Feuerstein, 1998), "é o som sagrado que dá à mente o poder de concentrar-se e de transcender os estados comuns de consciência". É o som que limpa a mente e elimina condicionamentos. Existem milhares de Mantras que variam de uma simples sílaba a um poema completo.

O Mantra pode ser entoado em voz alta, sussurrado ou repetido mentalmente. É o som sagrado da Índia, presente em qualquer situação de aula ou reunião que vise a evolução interior do Homem.

Om

O principal Mantra é o Om, tido pela Tradição Hindu como o som do Universo onde se encontra a semente de todos os outros Mantras. Nele está contido o conhecimento védico e, por isso, é considerado o som transcendental dos Vedas (Escritura milenar indiana).

O Om, assim como os outros Mantras, é praticado em sintonia com a postura corporal e com o ritmo respiratório. No caso do Om, o praticante senta-se em posição ereta e confortável e inspira o ar pelas narinas. O som é emitido durante a expiração — que é feita pela boca — e dura até que os pulmões sejam completamente esvaziados.

O Om foi utilizado em todos os Ciclos de Ética do Tarikat Yoga.

Om Mani Padme Hum

Esse Mantra tem autoria reivindicada pelos budistas tibetanos, mas é usado em muitas tradições que visam a evolução espiritual e uma vida mais voltada para o Sagrado. É também conhecido como Mani Mantra ou como Mantra da Compaixão e faz uma espécie de louvação ao Lótus (Padme), a flor símbolo da Índia.

O conceito de compaixão vem do fato de a flor do Lótus nascer no lodo e florescer limpa e pura, sem nenhuma mácula. Isso significa que qualquer pessoa, mesmo num ambiente adverso, pode se iluminar. A flor de Lótus nasce todas as manhãs, com o sol, e oferece sua beleza ao astro rei. Quando o sol se põe, ela volta para o lodo.

Na terceira parte do poema XVI do livro *Cem poemas*, selecionados pelo poeta, romancista, músico e dramaturgo Rabindranath Tagore (Tagore, 2013), o mestre sufi Kabir fala sobre o Lótus:

> Que maravilhoso, esse Lótus que floresce
> no coração da engrenagem que tece o Universo!
> Somente umas poucas almas puras
> sabem de seu verdadeiro deleite.
> Há música à sua volta, e nele o coração
> partilha do êxtase do Mar Infinito.
>
> Mergulha nesse Oceano de doçura,
> e deixa então que todos os erros
> da vida e da morte se esfumem e esvaneçam.
> Observa como, nesse lugar, a sede dos cinco
> sentidos é saciada e as três faces da miséria se eclipsam!
>
> Tal é o lodo do Inatingível: olha
> para o interior e vê como os raios de lua
> desse oculto brilham em ti.

Mudras

A palavra sânscrita Mudra significa sinete ou selo, gesto ou prática dos yogues. Segundo Swami Gitananda (1973), é a "linguagem da mão, do pé, das partes do corpo, das emoções, da mente e da psique". Executar um Mudra com toda concentração e consciência ajuda a eliminar formas negativas de pensamento e eleva o ânimo.

Os Mudras das mãos são mais comuns e mais fáceis de executar. O praticante pode estar em qualquer ambiente e em qualquer posição: deitado, de pé, ou mesmo caminhando. O ideal, no entanto, é estar sentado no chão, com as costas eretas e as pernas cruzadas, ou sentado em uma cadeira com espaldar alto. O Mudra também pode ser feito mentalmente por meio de Visualização. O mais conhecido é o da gratidão, reverência e humildade: palmas unidas em frente ao coração.

Desde a mais remota Antiguidade, acredita-se que os dedos das mãos representam os cinco elementos que temos no corpo (e fora dele): o fogo, a água, o ar, a terra e o éter. Esses elementos têm que estar em equilíbrio para que nossa vida seja saudável (*O Poder curativo dos Mudras,* de Rajendar Menen, 2007).

Veja a correspondência entre os dedos e os cinco elementos:

- Polegar = fogo
- Indicador = ar
- Médio = éter
- Anular = terra
- Mínimo = água

Outra analogia é feita entre os dedos e as instâncias do Ser. O polegar representa o Eu Superior e o indicador representa o Ego. A correspondência aparece no Jnani Mudra (o Gesto do Conhecimento).

Esse Mudra pode ser feito com a mão direita ou com a esquerda, ou com as duas ao mesmo tempo, e é realizado da seguinte forma: o polegar sobrepõe delicadamente o dedo indicador da mesma mão, enquanto os outros dedos permanecem esticados sem tensão. A mão utilizada no Jnani Mudra deve ser apoiada sobre o joelho ou sobre a coxa, com a palma para cima.

Por meio desse gesto, o Eu Superior (polegar), que é o portal da Vontade Divina, coloca o Ego (indicador) em segundo plano.

Visualização

É a arte de projetar na tela mental, durante os relaxamentos ou meditações, algo que sirva para criar no indivíduo uma mudança positiva. Nas Visualizações, podem ser utilizados recursos como cores, paisagens, ondas do mar.

É como uma excursão turística pela mente. E devemos nos comportar como meros espectadores diante de uma tela.

A prática da Visualização pode ser usada nos relaxamentos, sob a condução de um professor, com o aluno deitado ou sentado sem qualquer tensão.

Exemplo de Visualização:

Relaxamento da construção do guia espiritual (ou mental)

Os alunos devem estar deitados em relaxamento ou sentados em posição de meditação. Nos dois casos deve-se usar a abordagem neuromuscular. Essa modalidade da Yoga, praticada a partir dos pés em direção à cabeça, leva a pessoa a adquirir consciência do corpo e dos nós musculares, buscando sua soltura, para que haja uma vigília relaxante sem adormecer.

A condução do relaxamento deve ser feita com o seguinte texto:

Corpo livre. Mente livre.

Agora, na sua tela mental, veja a si mesmo em um local onde a natureza te dê uma sensação de conforto, serenidade e paz. Pode ser um lugar conhecido seu, mas você também pode criar algo novo.

Viva esse lugar com todos os seus sentidos, ouça todos os sons da natureza, enxergue todos os detalhes, sinta os cheiros agradáveis, perceba como reage sua pele. Todos os seus sentidos se aguçam para viver plenamente esse lugar, como se você estivesse lá.

Agora um caminho está surgindo à sua frente, que o levará ao horizonte. Sinta-se andando por esse caminho. É agradável e suave. Lá no fundo há uma luz radiante. Você caminha alegre e conscientemente em direção a essa luz. Na medida em que você se aproxima, percebe que essa luz é seu guia espiritual.

Observe todos os detalhes da aparência desse ser e perceba que você se sente confortável e seguro na presença dessa forma de luz. É seu guia espiritual. Pergunte seu nome e peça ajuda para resolver seus próprios problemas. Converse com ele ou ela como se fosse seu melhor amigo. Seu amigo íntimo. Preste atenção às informações que receber desse seu guia.

Essas informações podem vir de várias formas, como palavras ou gestos simbólicos, podem apontar numa direção ou mostrar um objeto que represente o que seu guia deseja dizer. Mesmo que seu guia não tenha dado uma direção, ela pode surgir a qualquer momento.

Estabeleça com seu guia uma forma de comunicação para o futuro, quando não estiverem mais frente a frente.

Quando se sentir pronta ou pronto, volte lentamente. Volte. Volte da seguinte forma: respire várias vezes profundamente, conscientize-se do seu corpo e vá movimentando cada parte, uma após a outra. Em seguida faça um estiramento, espreguiçando-se. Esfregue uma mão na outra, fazendo uma imantação, e coloque-as sobre os olhos em formato de concha. Pisque várias vezes os olhos antes de abri-los totalmente. Se estiver deitada ou deitado, vire-se e dê uma paradinha do lado direito e depois sente-se.[2]

E agradeça!

---

2 *Alerta para este e outros relaxamentos:* o retorno à vigília deve ser feito o mais lentamente possível, seguindo os passos já indicados antes e que repetimos aqui para ajudar na memorização: 1 – Respirar profundamente. 2 – Conscientizar-se do corpo. 3 – Movimentar cada parte, uma após a outra. 4 – Estirar-se e espreguiçar-se. 5 – Cobrir os olhos com as mãos e piscar várias vezes antes de abri-los totalmente. 6 – Virar o corpo e dar uma paradinha do lado direito antes de levantar-se.

Os Ciclos de Ética no Tarikat

Agora que vocês já entraram em contato com os conceitos de Prana, Pranayama e Suportes da Yoga, vamos prosseguir nossa narrativa expondo detalhes e acrescentando novas informações sobre a estrutura dos Ciclos e o modo como eram levados aos alunos.

Como eram os Ciclos de Ética?

Conforme já dissemos, o tema do ciclo era inicialmente apresentado e explicado, para somente depois iniciarmos a aula com uma história, um dito ou uma poesia. Em seguida, aprofundávamos a reflexão utilizando um vasto levantamento obtido por meio da leitura de livros, consultas a arquivos pessoais meus e da Anna, experiências pessoais e observações em todos os níveis.

É importante lembrar que a Hatha Yoga — linha que seguíamos — nos permitia usar materiais de outras vertentes, mas sempre conservando a Linha Mestra, a tradição. Lembramos, ainda, que mesmo na Hatha Yoga não levávamos em conta um só mestre (como Iyengar ou Swami Sivananda, por exemplo). Tudo isso nos possibilitava uma inserção (com estabilização na tradição yogue) em outras áreas de conhecimento.

Antes de tudo fazíamos uma purificação, a fim de esvaziar as impurezas do corpo e da mente, já que um cálice cheio não comporta novos conceitos, novas ideias. Em seguida, preparávamos um aquecimento inicial com base nas posturas ou Ásanas.

Na Índia, voltamos a dizer, as aulas geralmente têm a duração de uma hora sem aquecimentos, pois o estilo de vida e o clima quente já garantem a preparação para as posturas. Aqui em São Paulo, e em outras partes do Brasil, o clima pode variar em poucas horas. Portanto é necessário (sempre) aquecer e preparar o corpo.

Somente depois da purificação e do aquecimento é que havia a apresentação dos Ásanas (ou posturas) relacionados com o tema de cada ciclo. As posturas podiam ser clássicas ou conter variações. Abrangiam os quatro lados do corpo com extensão, flexão, lateralização e equilíbrio, além das posturas invertidas. O critério de escolha era a relação de cada postura com o tema do ciclo, de modo a reforçar sua ação, tanto no corpo como na mente e no espírito.

Sempre fazíamos a Saudação ao Sol. Em seguida, tínhamos um pequeno relaxamento acompanhado de leituras sobre a Ética e sua importância em todas as situações da vida, mas com foco específico nas aulas.

Levantávamos do pequeno repouso lentamente, com todo cuidado para que a volta à vigília ocorresse de forma bastante suave e sem qualquer impacto.[3] Após o relaxamento, era a vez das práticas de respiração, tão importantes para deixar que o Prana ou energia vital[4] permeie o nosso corpo e nossa mente.

A aula era encerrada por um relaxamento maior, sempre iniciado com a conscientização do corpo, por meio da abordagem neuromuscular descrita no "Relaxamento da construção do guia espiritual" apresentado no capítulo anterior.

Somos adeptas da ideia de que a aula deve imitar o dia: começar como se o sol estivesse nascendo e terminar com um repouso equivalente ao pôr do sol. O alimento (Prana), o movimento, as práticas destinadas à evolução espiritual, ficam no meio da aula, que corresponde ao transcorrer do dia.

---

3 Para orientações detalhadas de como retornar dos relaxamentos, volte ao final do capítulo "Suportes da Yoga".
4 Para entender o conceito, volte ao capítulo "Pranayama".

O mais importante é que, para elaborar cada ciclo, nós, Anna e eu, vivenciávamos antecipada e intensamente o tema da Ética que iríamos focalizar nas aulas. Ou seja, nosso lema era:

Viver antes de ensinar.

A Ética na Yoga — Yamas e Niyamas

Era uma vez duas professoras que queriam levar a dimensão Ética da Yoga a seus alunos. Vou contar agora como tudo isso foi pensado e colocado em prática, mas, antes de começar a narrar nossa história e de apresentar os recursos que usamos para elaborar nossos Ciclos de Ética, preciso expor, rapidamente, a fundamentação teórica do nosso trabalho.

Tudo que fizemos está baseado nos ensinamentos do sábio Patanjali, a quem se atribui a codificação da Yoga.

Pouco se sabe sobre esse mestre. Há distintos relatos a respeito de sua origem e do período em que viveu. Alguns, inclusive, duvidam de sua existência física e acreditam que se trate de um personagem fictício da mitologia hindu. O importante para nós é que Patanjali, em todas as versões, é considerado o autor dos Yoga Sutras — 196 aforismos em forma de versos que organizam e sintetizam os conhecimentos de Yoga a partir das tradições mais antigas.

A Ética, que é o tema deste livro, é tida por Patanjali como fundamental na prática da Yoga.

A Ética

Por que é tão importante a Ética na tradição da Yoga?

A Ética remete ao conceito de Dharma, que significa manter, sustentar, carregar. Em outras palavras, o Dharma suporta a vida das pessoas na Terra. É o que faz com que o caos não supere a ordem, tanto socialmente como na vida cósmica, no Todo. Sem Dharma não há sustentação possível para a vida. O Dharma é a harmonia, tanto no microcosmo como no macrocosmo.

O objetivo da Yoga é a União. União com tudo e com todos. Somos Um. E para que haja essa União é necessária a Ética, ou seja, o respeito ao Todo. É necessário que se tenha a "conduta certa". Leis de conduta como a Ética na Yoga estão incluídas nos ensinamentos de todas as vertentes espirituais da Índia e também em outras culturas, como é o caso da Tradição Judaico-Cristã, por meio dos seus dez mandamentos.

Estar em comunhão com os outros é estar em comunhão consigo mesmo. Ajudar o outro é ajudar a si mesmo.

Segundo Sri Aurobindo, mestre de Yoga do século XX:

Além de todas as aparências e limitações, há um terreno de mútua compreensão no qual podemos nos encontrar e descobrir a harmonia: é a aspiração pela Consciência Divina.

Se a Ética é o fundamento preliminar de tudo, precisa estar presente no dia a dia do yogue ou da yoguine. Caso isso não aconteça, sua prática tende a ser instável, podendo constituir apenas vaidade; os Ásanas ou posturas terminam se transformando em pura ginástica sem sentido mais profundo e se afastam da verdadeira Yoga.

Para ilustrar o conceito de Unidade e de Uno, usamos dois pequenos textos sufis da era medieval. Um do mestre persa Jalaluddin Rumi e outro do mestre andaluz Ibn Arabi.

> Diz Rumi, mestre sufi persa do século XII:
> O amante bateu à porta da amada e ela perguntou: — Quem é você?
> Ele respondeu: — Sou eu.
> Ela disse: — Vá embora, aqui não há lugar para você.
> Passou-se algum tempo e ele bateu novamente à porta. Ela perguntou: — Quem é você?
> Ele respondeu: Eu sou você.
> Ela abriu a porta.

Diz Ibn Arabi, mestre andaluz do século XII: "Tudo é uno. A natureza toda é manifestação de Um só. Tudo isso procede de Um Ser Único, toda multiplicidade de seres. A essência é única e múltipla. Une e separa".

Yamas e Niyamas

De acordo com os ensinamentos de Patanjali, a Yoga é o equilíbrio do estado mental ou a inibição das flutuações da mente — em sânscrito, Citta Vritti Nirodha —, e esse equilíbrio é atingido ao longo de oito instâncias,[5] duas das quais correspondem à Ética. São as duas instâncias iniciais.

1. Yamas (autorrefreamento)
2. Niyamas (observâncias)
3. Ásanas (posturas)
4. Pranayama (controle da respiração)
5. Pratyahara (controle dos sentidos)
6. Dharana (concentração)
7. Dhyana (meditação)
8. Samadhy (contemplação)

A primeira dessas instâncias tem o nome de Yama e é composta por cinco regras marcadas pela negação, o que as torna semelhantes a outros mandamentos morais, como os que foram recebidos por Moisés

---

[5] Embora nosso foco no trabalho que relataremos aqui tenha sido a Ética, que corresponde, segundo Patanjali, às duas primeiras instâncias da trajetória yogue, nos referimos, também, neste livro, aos Ásanas (posturas), ao Pranayama (controle da respiração) e ao Pratyahara (controle dos sentidos). Os quatro últimos — Dharana (concentração), Dhyana (meditação) e Samadhy (contemplação) — não foram detalhados ou conceituados em nossas páginas, mas estão implícitos em todos os nossos Ciclos e na vivência do Tarikat Yoga.

no Monte Sinai. Essas regras representam as interdições, aquilo que a yoguine e o yogue devem abster-se de praticar:

1. Ahimsa — Não Agredir (Não Violência)
2. Satya — Não Mentir (Verdade)
3. Asteya — Não Roubar
4. Brahmacharya — Não se Exceder (Continência ou Temperança)
5. Aparigraha — Não cobiçar, Não ter avidez, Não ser Possessivo

A segunda instância denomina-se Niyama, tem caráter afirmativo e engloba os cinco princípios que o praticante da Yoga deve seguir:

1. Saucha — Limpeza
2. Santosha — Contentamento
3. Tapas — Austeridade
4. Svadhyaya — Estudo de Si Mesmo (Autoconhecimento)
5. Isvara Pranidhana — Devoção a um Ideal

Os Yamas são preceitos para uma vida em sociedade, enquanto os Niyamas são recomendações para o crescimento e evolução em nível pessoal. Por meio da prática e do trabalho com essas regras, o yogue pode chegar à tão sonhada iluminação.

Foi com base nesses princípios e preceitos que nós, Louris e Anna, desenvolvemos os Ciclos de Ética aplicados no Tarikat Yoga.

A partir da próxima página, iremos iniciar uma volta ao tempo para resgatar essas memórias.

Yamas

Assim como na Yoga, nossos Ciclos de Ética começaram com os Yamas (ou autorrefreamento) que constituem o estágio inicial do caminho do yogue.

O primeiro ciclo foi dedicado ao primeiro Yama, que tem o nome de Ahimsa e incorpora o princípio da não violência. O segundo ciclo teve como tema o segundo Yama, denominado Satya ou princípio da verdade. E assim por diante.

Para facilitar o acompanhamento dos Ciclos, apresentamos, mais uma vez, a relação dos Yamas:

1. Ahimsa — Não agredir (Não violência)
2. Satya — Não mentir (Verdade)
3. Asteya — Não roubar
4. Brahmacharya — Não se exceder (Continência ou Temperança)
5. Aparigraha — Não cobiçar ou ter avidez (Não ganância)

Para cada Yama temos dois módulos. O primeiro apresenta uma história relacionada ao tema. O segundo é relativo ao Ciclo e está composto por quatro etapas:

1. Conceito — descrição do Yama, relacionando-se com a história anterior.
2. Textos escolhidos — fragmentos de poemas ou textos em prosa de mestres yogues ou de outras tradições que ilustram o conceito do Yama e nos ajudam na compreensão da mensagem do ciclo. Em alguns Yamas, apresentamos apenas um texto.

3. Destaque do Ciclo — apresentação de prática considerada fundamental ao Ciclo, em geral um relaxamento ou um Mantra.
4. Como levar o Yama ao cotidiano — sugestões de atitudes que podem ajudar o aluno a introduzir a qualidade do respectivo Yama em seu dia a dia.

As posturas utilizadas em cada ciclo não serão apresentadas aqui pelas razões já expostas.

Yamas
Ahimsa (Não Violência)
História

A história de Hatim Tai

Há muito tempo, na antiga Arábia, viveu um nobre e generoso governante tribal chamado Hatim Tai.

Ele era o chefe de inúmeras tendas, pois naqueles tempos as tribos da Arábia vagavam pelas pastagens com os seus rebanhos e muitas eram as que pediam sua proteção. Suas terras e riquezas eram imensas.

Ora, como o número de tribos sob a proteção de Hatim Tai era cada vez maior, o rei da Arábia começou a sentir ciúmes da sua reputação de grande senhor tribal. — Como esse Hatim Tai ousa ter pretensões de ser um líder de Homem? — exclamou o rei. — Todos falam como se ele fosse ainda mais poderoso do que eu! Sua bondade, sua generosidade, sua equidade parecem um modelo de todas as virtudes. Estou cansado de ouvir falar a seu respeito. Acho uma traição sua maneira de conquistar o meu povo e congregá-lo à sua volta.

— Certamente que é, ó rei — disse o vizir, que era um sujeito um tanto hipócrita. — Vossa Majestade está certo como sempre. Devem ser dadas ordens para que ele seja decapitado?

— Não, não — disse o rei. — Ele deve morrer em batalha. Diga ao chefe do exército que nós marcharemos contra as tendas de Hatim Tai assim que for possível reunir todos os soldados de meu reino. Breve veremos quem é o mais poderoso, se Hatim Tai ou eu.

Ora, os preparativos já estavam em andamento há alguns dias, com as tropas se concentrando para a batalha, quando essas notícias chegaram até Hatim Tai. Certa manhã, quando ele tomava uma xícara de café do lado de fora de sua tenda, um membro de suas tribos puxou o seu manto e exclamou:

— O rei de toda a Arábia, ciumento de teu poder no país, declarou guerra contra tuas tendas. Oh, Hatim Tai! Arma os homens das tribos e responde ao ataque!

— Se o rei da Arábia me odeia — disse Hatim Tai —, isso nada tem a ver com os membros das minhas tribos. Por que eles deveriam perder as suas vidas, causando sofrimento às suas viúvas, somente porque um Homem é invejado por outro? Partirei e me esconderei nas colinas até que a situação mude. O rei acabará me esquecendo, e talvez um dia eu possa retornar.

— Nós devemos levantar acampamento hoje mesmo — disseram os anciãos da tribo — e viajaremos até outras pastagens, pois, se Hatim Tai não deseja que lutemos, nós não o faremos.

Então, enquanto as mulheres e as crianças empacotavam os utensílios de cozinha e os panos, os homens desarmaram as tendas. Eles tocaram os camelos e os rebanhos para o deserto, à procura de um lugar para acampar.

Quando soube que Hatim Tai havia fugido, e que as suas tribos haviam se dispersado, o rei da Arábia ficou furioso e disse:

— Que covarde esse famoso e generoso Homem deve ser! Mal ouviu falar que o meu exército estava pronto para atacá-lo, ele fugiu como um rato do deserto, mostrando o Homem fraco que, na verdade, ele é. Agora o povo será capaz de perceber o quanto o seu líder realmente vale.

— Ó Grande rei da Arábia — disse o vizir —, deixe-me enviar soldados em todas as direções à procura de Hatim Tai, pois a sua traição continua sendo uma ofensa que merece punição. Faça também com que seja oferecida uma recompensa pela sua cabeça, pois ele é um inimigo de Vossa Majestade e merece ter morte desonrada.

— Excelente! — disse o rei. — Faça com que uma proclamação seja lida nos mercados e nas praças, em todos os lugares onde as pessoas se reúnam: mil peças de ouro serão dadas ao Homem que o trouxer até o juiz.

E assim todas as riquezas de Hatim Tai foram confiscadas.

Havia muitas pessoas no país que sabiam onde Hatim Tai estava escondido, mas nenhuma denunciou aos soldados que o procuravam. Para quase todo mundo Hatim Tai era uma lenda, e ele continuou livre ainda por muito tempo. Secretamente, o povo enviava-lhe comida e roupas para o seu esconderijo nas montanhas, e assim ele não morreu de fome.

Nessa região deserta, um velho e sua mulher viviam de apanhar lenha para fazer carvão. Um dia, eles chegaram perto do lugar onde Hatim Tai também estava recolhendo alguns galhos para o seu fogo. Ao ouvi-los conversando, ele se escondeu atrás de uma rocha.

— Se, pela misericórdia de Deus, nós pudéssemos ao menos encontrar Hatim Tai, não seria maravilhoso? Assim poderíamos ir até o rei e receber as mil peças de ouro — disse a velha mulher enquanto se curvava para apanhar um galho.

— Silêncio, mulher! Nunca digas uma coisa dessas nem que vivas cem anos. Como poderíamos entregar Hatim Tai ao rei? Nem vinte mil peças de ouro seriam suficientes para que fizéssemos uma coisa tão ruim! É nosso destino sermos carvoeiros, e Allah não nos abandonará se permanecermos no caminho reto.

Resmungando um pouco, a velha curvou-se novamente, e nesse momento Hatim Tai saiu de trás da rocha, dizendo:

— Deus te ouviu hoje. Eu sou Hatim Tai. Leve-me até o rei e te tornarás rico com as mil peças de ouro.

— Oh, não, generoso Hatim Tai — disse o velho chorando. — Nunca penses isso de nós, pois foi apenas um impulso malvado que Íblis, o Perverso, colocou na mente de minha esposa. Vender-te para teu inimigo em troca de ouro? Que Allah possa ser meu juiz. Não serei eu o causador de tua morte dessa maneira.

Hatim Tai então respondeu:

— Vamos, leva-me, pois se a minha vida puder beneficiar-te e à tua esposa, trazendo tranquilidade ao resto dos vossos dias, eu ficarei feliz. Que utilidade tenho, para quem quer que seja, vivendo aqui nesta caverna como um animal encurralado?

Mas, enquanto o velho protestava, um destacamento de soldados chegou silenciosamente e escutou tudo o que foi dito. Eles ouviram Hatim Tai e viram quem ele era. Antes que ele pudesse compreender o que acontecia, os soldados o agarraram e levaram-no. O pobre carvoeiro e sua esposa os seguiram sem saber o que dizer.

O rei apareceu e, vendo a grande multidão que se reunira no pátio, perguntou ao vizir:

— O que está acontecendo? Por que todo este barulho e gritaria?

— Vossa Majestade — disse o vizir —, eles encontraram o traidor, Hatim Tai, e finalmente o trouxeram diante do juiz.

— Quem o encontrou? E onde? — perguntou o rei.

Nesse momento todos os soldados começaram a gritar, cada um reivindicando para si próprio a façanha, até que o rei levantou sua mão, fazendo-os calar, dizendo:

— Não é possível que todos vocês ganhem mil peças de ouro. Apenas um deve tê-lo encontrado, e a essa pessoa eu darei a recompensa.

Hatim Tai, então, falou:

— Ó rei da Arábia, quem me encontrou foi este velho carvoeiro. Dê-lhe o ouro, pois sua necessidade é muito maior do que a desses soldados, que apenas trouxeram-me até aqui.

— Vossa Majestade — exclamou o velho —, eu vos peço, escutai a verdade. Foi o próprio Hatim Tai quem veio até nós e nos disse que o levássemos, pois assim poderíamos receber o dinheiro. Ele ouviu minha mulher falar, enquanto recolhíamos madeira, que as mil peças de ouro nos permitiriam viver com fartura pelo resto de nossos dias. Enquanto nós protestávamos é que estes soldados apareceram e capturaram Hatim Tai, pois ele havia se descuidado de vigiar sua própria segurança.

Ao escutar essa história, o coração do rei da Arábia foi tocado e ele percebeu que Hatim Tai era realmente tão generoso quanto a lenda dizia. Ele ficou envergonhado e fez um sinal para que os soldados soltassem os braços de Hatim Tai.

— Deixem-no partir em paz e voltar às tendas de seu povo — disse o rei —, pois sem sombra de dúvida ficou provado que Hatim Tai é o mais nobre de todos os homens que vivem em nosso reino.

Hatim Tai permaneceu por um instante em sua frente, e então deu graças a Allah por Sua misericórdia naquele dia. O rei ordenou que mil peças de ouro fossem dadas ao velho casal e devolveu a Hatim Tai todas as suas riquezas.

Quando a notícia de que seu chefe estava novamente livre chegou às tribos, um grande número de pessoas voltou para acompanhá-lo até o seu novo território. E o rei da Arábia deixou Hatim Tai e o seu povo livres para sempre.

Fonte: *Histórias da tradição sufi*, Edições Dervish.

Yamas
Ahimsa (Não Violência)
Ciclo

Conceito

Quando se fala em violência, logo nos vêm ao pensamento os anúncios de jornais, notícias na televisão de assassinatos, roubos e agressões. Outras vezes, pensamos na violência da luta, como a que o rei quis impor a Hatim Tai. Mas, assim como a alma de Hatim Tai, o conceito aqui focalizado é muito mais amplo, muito mais delicado e sutil.

Ser violento é também ferir com palavras, pensamentos, olhares. Ser violento é também agredir a natureza toda, não só os nossos semelhantes, pois, como disse o mestre sufi Ibn Arabi, "tudo é Uno", tudo no Universo foi criado pelo mesmo Ser. Tudo e Todos. Ferir algo é ferir-se. Desprezar algo é desprezar-se. Todos têm, em si, a Essência Divina.

Daí a tão amada e desejada Ecologia Total!

Um exemplo bem radical desse conceito é a religião Jainista, que não mata nem deixa matar nada que é considerado Ser Vivo. Seus templos são repletos de ratos e insetos; as pessoas que visitam esses locais estão proibidas de usar bolsas, sapatos ou qualquer objeto de origem animal, e os seus seguidores andam à frente dos visitantes, varrendo o chão para que eles não pisem em insetos invisíveis.

No plano pessoal, a violência contra si mesmo também é uma forma que deve ser percebida e conscientizada; temos que ser suaves com as nossas falhas, nossos defeitos, nossa humanidade, enfim. Aquilo que retemos em nós por meio de muita austeridade, com o objetivo de evoluir, pode acarretar uma explosão de violência dos nossos desejos contidos.

O Ser Maior em nós se recusa a participar de qualquer desses atos de violência e da explosão que os provoca, pois ao aderirmos à violência ficamos entregues exclusivamente ao nosso Ego, repleto de desejos e paixões.

O trabalho contra a violência representa uma ecologia de dentro para fora e de fora para dentro porque tudo é Uno.

Textos escolhidos

> "Para atingir a autonomia, os indivíduos devem cultivar o servir, a renúncia, a verdade, a não violência, o autodomínio e a paciência.
>
> A força gerada pela não violência é infinitamente maior do que a força de todas as armas inventadas pela engenhosidade do homem."
>
> *(Mahatma Ghandhi)*

> "Uma das coisas importantes da Não violência é que não busca destruir a pessoa, mas transformá-la."
>
> *(Martin Luther King)*

Destaque do ciclo
Relaxamento dos valores eternos

Este relaxamento é feito em posição deitada, com base no texto a seguir:

Conscientize-se da musculatura dos pés e vá levando a consciência pelo corpo até a cabeça. Relaxe a expressão facial e "solte" o couro cabeludo. Assim, confortável, comece a perceber os batimentos cardíacos (compassados e fortes). Sinta os olhos e perceba que eles podem alcançar o infinito, pousados na serenidade de montanhas eternas, silenciosas. Perceba, agora, que a tensão dos músculos vai diminuindo, a descontração vai tomando conta de você. É como se, ao longe, a música de um riacho murmurante fosse embalando seu corpo. Vá cedendo, abandone-se. O relaxamento profundo vai lhe infundir força, uma força mágica, renovadora. E nessa quietude você encontra inspiração. Todas as lacunas de sua vida estão sendo preenchidas. A insatisfação, o medo e a cobiça vão sendo substituídos pelos valores eternos. Você começa a crescer, a soltar-se das amarras que o mantêm limitado, quase inerte. Você vai tornar-se senhor de si mesmo, assumindo seu próprio domínio, forte, forte, senhor de si, livre, livre, e em paz, paz, paz.

Após a leitura do texto, os alunos devem ser trazidos de volta lentamente, seguindo as etapas já informadas no capítulo "Suportes da Yoga": 1 – Respirar profundamente. 2 – Conscientizar-se do corpo. 3 – Movimentar cada parte, uma após outra. 4 – Estirar-se e espreguiçar-se. 5 – Piscar os olhos antes de abri-los totalmente. 6 – Virar o corpo e dar uma paradinha do lado direito antes de levantar-se.

Ahimsa no cotidiano

Empregar Ahimsa no dia a dia, em pensamentos, palavras e ações:

1. Olhar o outro (pessoas, animais, plantas etc.) como a si mesmo.
2. Não querer para o outro o que não quer para si mesmo.
3. Mentalizar a palavra em sânscrito que significa Paz (Shanti Shanti) em lugares em que há agressividade.
4. Não apoiar guerras, brigas, agressões, nem entrar em discussões inúteis.

   Quando sentir que em seu interior existem sentimentos de raiva, rancor ou ódio, entoar mentalmente o Mantra da Não violência: Ahimsa Pratisthayam Tat Samnidhau Vaira Tyagah.

   Tradução do Mantra: estando, no yogue, firmemente estabelecida a Não violência, a hostilidade em sua presença deixa de existir.

5. Em situações violentas, visualizar o Mudra da paz, também conhecido como Anjali Mudra (Gesto da Saudação) ou executá-lo fisicamente da seguinte forma: palmas das mãos unidas em frente ao peito e antebraços paralelos ao chão. Esse Mudra traz paz para a própria pessoa e para quem é saudado por ela. Pode ser feito mentalmente sem perder o efeito de pacificação.

6. Conhecer-se plenamente para não fingir ser quem não é. Por exemplo: parecer grato, bondoso, compassivo e, na sua mente, no seu interior, ser o oposto.

7. Vigiar as ações para que elas tenham respaldo nos seus pensamentos.

8. Amar, amar, amar.

Yamas
Satya (Não Mentir ou Verdade)
História

Conto do elefante e o reino dos cegos

Certa vez, o rei de um país onde só havia cegos ouviu falar de um animal fabuloso que se chamava elefante. Ansioso por saber como era esse animal, enviou os quatro cegos mais sábios do reino ao lugar onde vivia o elefante para que o estudassem e o descrevessem com exatidão quando retornassem.

Os quatro sábios cegos partiram ao encontro do animal. Quando chegaram diante dele, com extrema atenção, começaram a apalpá-lo. Um dos cegos agarrou a tromba e começou a tateá-la, de cima a baixo, repetidas vezes. Outro tocou uma orelha e apalpou-a lentamente, com muito cuidado. O terceiro cego tocou uma pata e nela concentrou-se, com toda a atenção. O quarto, por fim, conseguiu pousar ambas as mãos na parte central do corpo do elefante. Tateou-o com acuidade, examinando-o atentamente, com o intuito de memorizar cada detalhe.

A primeira coisa que os cegos fizeram, quando voltaram ao seu país, foi se apresentar ao rei, que estava ansioso por notícias.

— E então, contem-me: como é o elefante? — disse o rei.

O primeiro cego, adiantando-se, disse:

— Ó rei! O elefante é uma criatura metade serpente, metade cipó. Pois, embora possua a mobilidade das víboras, não tem a faculdade de arrastar-se pelo solo, já que possui uma das extremidades presa a uma pedra. E a partir dessa pedra pode subir, descer e girar como um cipó que pende de uma árvore.

— Mas que absurdo você está dizendo! — protestou o segundo cego. — O elefante em nada se parece com a sua descrição.

Então o segundo cego voltou-se ao rei e disse:

— Majestade, o elefante é uma lâmina fina e larga, marcada por veias e rugas, que brota de uma parede na qual está presa.

— Ora, vamos! — interveio o terceiro cego. — Mas que conversa é essa? — e voltando-se para o rei, o terceiro cego disse: — Esse animal que Vossa Majestade anseia por conhecer é, na verdade, uma árvore! Sim, uma árvore, mas com uma peculiaridade: sua seiva é quente e, quando tocada, pulsa e estremece.

O quarto cego adiantou-se e, com um gesto de impaciência, disse:

— Majestade, meus três companheiros estão equivocados. Devem ter tocado outra criatura, por engano, e não um elefante. Posso garantir que o ser que apalpei com todo cuidado, com ambas as mãos, era um elefante. E posso afirmar, sem sombra de dúvida, que é uma criatura semelhante a uma colina deserta, quase sem vegetação, apenas com um ou outro tufo de erva rala e ressecada. Mas ele se move e irradia calor. E de seu interior brota um ruído compassado como o percutir de um tambor.

Os outros cegos irromperam em indignados protestos. Cada um, por sua vez, assegurava e jurava que o elefante era tal como havia descrito e tocado.

O povo do reino se dividiu: cada habitante acabou tomando partido de um ou outro sábio cego, segundo sua simpatia. E ainda hoje não se chegou a um acordo.

História da tradição oral – domínio público.
Fonte: *Histórias para a sabedoria — Uma ontologia de koans, contos, lendas e parábolas orientais*, compilação e edição de Shén Lóng Fēng, 2018.

Yamas
Satya (Não Mentir ou Verdade)
Ciclo

Conceito

O conto "O elefante e o reino dos cegos" nos mostra que somos cegos e conhecemos somente uma parte da verdade. Mas a verdade está lá, é o elefante inteiro.

Como diz Yogue Ramacharaca, em *As doutrinas esotéricas das filosofias e religiões da Índia* (Ramacharaca, 1980): "Existe uma só verdade, os homens dão-lhe muitos nomes. Acima do tempo e fora do espaço e livre de causa, sempre permanece o Uno, que é Tudo".

A Verdade total só é conhecida pela divindade maior (para os hindus seria Shiva ou Brahma; para os que professam a linha judaico/cristã, seria o Deus Uno). Mas há esperança de encontrar esse centro: está dentro de nós e não fora. É um caminho, uma senda de autoconhecimento que leva ao conhecimento do Eu Maior em nós.

Para que isso aconteça, o "buscador" deve mudar suas atitudes em relação ao resto do Universo e modificar sua vida interior. Os recursos para isso estão em uma prática correta de ver o mundo e a si mesmo. Com a firme atenção, podemos nos aproximar da Verdade.

Segundo Jeff Brown, em "Notícias do Corpo":

As coisas não mudam quando as olhamos de longe. As coisas não mudam quando nos sentamos em oração e desejamos que elas se afastem. As coisas não mudam quando tangenciamos as bordas da sombra. As coisas não mudam quando nós fingimos que está tudo bem e divino. As coisas mudam quando atravessamos o campo de batalha sagrado dispostos a morrer pela nossa verdade. As coisas mudam quando olhamos a mentira nos olhos até que ela não tenha nenhum lugar para se esconder.

As coisas mudam quando empunhamos a espada da verdade e cortamos a falsidade até sangrar. A era do ativista sagrado está sobre nós. Não a era do guerreiro que corre desembestado, mas do guerreiro benevolente que luta pelo nosso direito à luz. Algumas batalhas valem a pena.

Temos que nos esvaziar das mentiras (como preconceitos e religiões que separam) para que a Verdade possa surgir. Como um copo cheio, temos que ser esvaziados para que possa entrar o líquido puro e verdadeiro. Somos UM.

Mas, como adverte Robert Browning, esse líquido puro e verdadeiro não vem de fora. Ele já existe em nós. Só precisa das condições necessárias para vir à tona:

> A verdade está em nós, ela não provém das coisas externas, no que quer que acrediteis. Há um centro mais profundo em nós todos onde a verdade perdura em plenitude e ao redor, muro sobre muro, a carne grosseira e encurralada. Essa perfeita, clara percepção, que é a verdade.
>
> *(Jagadish Chandra Chatterji, 1973)*

Diz Iyengar, mestre yogue do século XX, no livro *Luz sobre o Yoga* (2016): "Como refina as impurezas e refina o ouro, o fogo da verdade limpa o yogue".

A VERDADE E A PALAVRA

A verdade está intimamente ligada à palavra. Os mestres de todos os tempos falam da importância da palavra para a transmissão e afirmação da verdade. Desenvolver a si mesmo para chegar o mais próximo da Unidade e tornar verdadeira a nossa palavra, nas nossas ações, nos nossos pensamentos.

Se a mente pensa coisas verdadeiras, se a língua fala coisas verdadeiras, e se toda a vida está assentada na Verdade, então se está apto para a União com o Infinito. Mas, como diz Iyengar no livro *Luz sobre o Yoga*, isso não é tudo:

> A verdade não se limita apenas à palavra. Há quatro pecados da língua: abuso e obscenidade; afirmar falsidades, caluniar ou fazer intrigas e, por último, ridicularizar o que para os outros é sagrado. O intrigante é mais venenoso que uma serpente. O controle da língua leva ao desenraizamento da maldade. Quando a mente não mostra maldade para com ninguém, enche-se de caridade para com todos. Aquele que aprendeu a controlar a sua língua, atingiu grande dose de autocontrole. Quando essa pessoa falar, será ouvida com todo o respeito e atenção. Suas palavras serão lembradas, por serem boas e verdadeiras.

Textos escolhidos

A relação estabelecida pelos mestres de diversas tradições entre a Verdade e sua transmissão verbal nos fez escolher a palavra como tema dos textos lidos durante o respectivo ciclo, que reproduzo a seguir.

Nizami, mestre sufi persa da Idade Média:

> A boa palavra se assemelha a uma boa árvore de raiz firme e de copa que se eleva no ar, que dá frutos em todas as estações.

A palavra é ao mesmo tempo o novo e o velho. Muito se podia dizer sobre isso. A mãe do Fiat (Luz) criador nunca engendrou, desde o princípio da criação, filho mais formoso que a palavra.

A palavra, imaculada como o espírito, é também a tesoureira do cofre do mundo invisível — conhece histórias nunca ouvidas e lê livros nunca escritos. Fixa-te bem e verás que, tudo o criado [sic] pelo Divino, nada permanece tão estável como a palavra. A palavra é o que permanece dos filhos dos homens através da recordação. Além disso é só vento.

Rumi, mestre sufi persa da Idade Média:

A vela do barco da existência é a fé. Enquanto a vela existir, o vento carrega para um lugar importante; se a vela não existe, as palavras não passam de vento.

É a palavra que incita os pesquisadores à pesquisa e conduz os negligentes à infelicidade. Embora a palavra seja uma causa de fraqueza, é o Ser Maior que incita e que conduz. A palavra é um véu. Como pode a combinação de duas ou três letras causar vida e excitação? A palavra que possui vida é a palavra do Ser Maior, dos Profetas e dos Santos. A origem dessa vida é evidente, ao contrário do que se dá com outras palavras.

Destaque do ciclo
Interiorização — Recolher os fios

Concentrar-se no coração, entrar nele, ir para dentro e longe, tão longe quanto você possa. Juntar os fios da sua consciência que estão espalhados no exterior, enrolando-os, e dar um mergulho, descendo pouco a pouco. Um fogo está queimando lá, na funda quietude do coração. É a divindade em você. Seu Ser verdadeiro. Ouvir sua voz, seguir seus ditames.

Satya no cotidiano

1. Conhecer-se plenamente para não fingir ser o que não é. Conhecer seu corpo, sua fala, sua mente e agir de acordo com essas verdades pessoais. Por exemplo: parecer grato, bondoso, compassivo e, na sua mente e no seu coração, não ser.
2. Vigiar as ações e as palavras para que elas tenham respaldo nos seus pensamentos, no seu mundo interno.
3. Não apoiar ou imitar políticos, militares, religiosos que incentivam maus pensamentos e más ações de seus seguidores.
4. Afastar da sua vida os que mentem para tirar proveito próprio.

Quando sentir vontade de mentir ou enganar, recitar mentalmente Sho Ham (Eu Sou), até a vontade passar.

Yamas
Asteya (Não Roubar)
História

Os sonhos do rei

Um dia, um rei teve um sonho: sentado em seu trono, no salão central do palácio, ao olhar à sua volta viu que várias raposas entravam e saíam pelas janelas do salão, correndo de um lado para o outro. Assustado, chamou seus áugures e conselheiros e lhes pediu que decifrassem o sonho, mas nenhum deles deu uma resposta que o satisfizesse. Mandou, então, que se espalhassem proclamas por todo o reino, descrevendo seu sonho e prometendo a recompensa de um saco de moedas de ouro para quem o decifrasse satisfatoriamente.

No meio da floresta, um lenhador muito pobre, de nome Ravi, leu o proclama e começou a pensar, sentado em um tronco de árvore, sobre como seria bom se ele soubesse o significado daquele sonho, pois um saco de moedas de ouro o redimiria de sua miséria. Quando assim pensava, pousou um belo e pequeno pássaro colorido próximo dele, no tronco, e lhe falou:

— O que o entristece, Ravi? Gostaria de saber o significado deste sonho do rei?

Ravi se assustou:

— O quê? Um pássaro que fala!

— Não só falo, como também sei o significado deste sonho, e posso te contar, com a condição de que você volte aqui e divida o saco de ouro comigo. Combinado?

Bem, pensou Ravi, meio saco de moedas de ouro é sempre melhor do que nenhum saco de moedas de ouro; assim, ele concordou com a condição do pássaro, e este prosseguiu:

— O sonho do rei significa que o ar do reino está impregnado de traição; que ele se acautele para que não seja traído!

Assim, Ravi foi e se apresentou ao rei, que, muito grato pela explicação, que coincidia exatamente com o que ele já intuía estar acontecendo, deu-lhe de imediato o saco de moedas de ouro. Porém, no caminho de casa, Ravi começou a pensar:

— Minha miséria é tamanha que necessitava de todo este saco de ouro para me redimir dela, e não apenas metade. Também, para que um passarinho necessita de moedas de ouro, cada uma delas quase do seu tamanho? Que miserável explorador! O que vai fazer com isso?

Assim pensando, resolveu tomar outro caminho para casa, evitando o ponto de encontro com o pássaro e guardando todo o ouro para si. Com as moedas, pôde construir uma casa bem melhor e mais confortável do que sua choupana, e ali viver com relativo conforto.

Um dia, porém, passado algum tempo, o rei teve outro sonho: sentado em seu trono, ao olhar para cima, viu que havia um punhal pendente do teto, prestes a cair sobre sua cabeça.

Assustado, acordou e chamou seus guardas:

— Não consultem ninguém; vão diretamente à casa daquele lenhador, Ravi, e o tragam aqui. Só ele entende de sonhos neste reino. Diga-lhe que lhe darei dois sacos de moedas de ouro como recompensa.

Qual não foi a surpresa de Ravi ao ver a guarda real em sua porta; tentou se esquivar do convite, mas foi informado pelos soldados que a recusa a um convite do rei era punida com a morte. Assim, pediu que lhe contassem o sonho e lhe dessem um dia para pensar; no dia seguinte, estaria com o rei. Quando os guardas se retiraram, porém, entrou em desespero: como faria para salvar a sua vida?

Sua única saída foi voltar à floresta e sentar-se naquele tronco, pondo-se a lamentar. Em breve, o pássaro veio:

— O que houve, Ravi? O rei teve um novo sonho?

— Sim... Se puder me ajudar, comprometo-me a, seja lá o que for que eu receba, dividir contigo, com certeza!

Então, o pássaro, aceitando a proposta, falou:

— O sonho do rei indica que o ar do reino está impregnado de violência; vai e diz a ele que se acautele para não ser vítima de nenhum ato violento!

Ao falar do significado do sonho ao rei, este, mais radiante que nunca, entregou a Ravi os dois sacos de ouro. No caminho de volta para casa, porém, Ravi pôs-se a pensar:

— Como esse passarinho é desleal e aproveitador! Usa minha dor e aflição para enriquecer à minha custa! É um vil e ordinário! Já terá sua recompensa em uma bela pedrada!

Com esse pensamento em mente, Ravi se dirige ao local do encontro; pega uma pedra na mão e a esconde às costas. Quando o pássaro se aproxima, ele a lança com força, mas o pássaro, espertamente, levanta voo a tempo, e a pedra apenas passa de raspão. Assim, Ravi volta para casa e passa a viver com ainda maior comodidade e luxo.

Porém, o tempo gira, e, um dia, o rei teve um novo sonho. Agora, sentado em seu trono, viu ovelhas muito brancas entrando e saindo pelas janelas, e correndo à sua volta. Sem hesitações, chamou sua guarda e mandou que trouxessem Ravi à sua presença, com a promessa da recompensa de três sacos de ouro.

Perplexo ante a guarda à sua porta, Ravi usou a mesma estratégia de ouvir o sonho e pedir um dia para pensar. Porém, agora, seu desespero era total e sem perspectivas: se é que o pássaro sobreviveu, como haveria de confiar nele novamente, após quase morrer por suas mãos? Como havia sido estúpido, ingrato e brutal! Reconhecendo seu erro passado, chorou amargamente.

Sem ter mais o que fazer, Ravi arrastou-se até a floresta e sentou-se no antigo tronco. Para sua surpresa, o pássaro, em breve, aproximou-se e pousou ao seu lado:

— Novo sonho do rei, Ravi?

Sem caber em si de alegria, Ravi pôs-se de joelhos ante o pássaro, pedindo-lhe mil perdões por sua conduta passada. O pássaro, sem dar muita atenção a essas demonstrações de arrependimento, concordou em dizer o significado do sonho, com a mesma condição de sempre: metade da recompensa.

— Diga ao rei que as ovelhas representam pureza; agora, há pureza e honestidade impregnando o ar do reino. Que ele desfrute e fique em paz.

Correndo na direção do rei e relatando o sonho, Ravi recebeu abraços e condecorações de um soberano ainda mais feliz, pois, afinal, agora a notícia era boa. Ao receber seus três sacos de moedas de ouro, Ravi, desta vez, por fim, mostrou-se sinceramente determinado a corrigir seus erros passados, e foi ao ponto de encontro:

— Aqui está, belo pássaro colorido: o meio saco de ouro que te devia da primeira vez, um saco de ouro que te devia da segunda vez e um saco e meio que te devo por este terceiro sonho. Ao todo, três sacos de ouro, tudo o que acabo de receber, além de meu pedido de perdão.

Para sua surpresa, porém, o pássaro lhe disse:

— Não necessito de moedas de ouro, Ravi; tudo de que preciso são sementes para me alimentar, um galho para pousar, asas para voar e meu canto para embelezar meus dias. Tenho tudo isso sem necessitar de ouro. Também não necessito de seu pedido de perdão, pois nunca esperei que você agisse de maneira diferente. No primeiro momento, o ar do reino estava impregnado de traição, e você me traiu; no segundo momento, o ar do reino estava impregnado de violência, e você foi violento comigo. Agora, o ar do reino está impregnado de pureza e honestidade, e você está sendo puro e honesto comigo. Poucos homens são capazes de ser fiéis a si mesmos, sem se deixarem contaminar pelo ar à sua volta, e nunca esperei que você fosse um deles. Leve seu ouro e seja feliz se puder, apesar de a miséria continuar vivendo dentro de ti.

História da tradição oral — domínio público.
Fonte: *Revista Pazes*, 2020, n. 30. "Os sonhos do rei: conto indiano que nos fará compreender o comportamento de muitos na pandemia". Texto indiano, extraído (linguagem adaptada) do Katasaritsagara, ou "Oceano do rio de contos".

Yamas
Asteya (Não Roubar)
Ciclo

Conceito

O conceito de "Não roubar" está ligado ao conceito de "Não violência", uma vez que se apropriar de valores de outros é também um ato violento. A história dos sonhos do rei mostra que a violência ocorre tanto na forma de roubo como na forma física mais explícita, de ataque corporal.

No mais antigo comentário sobre o tema, encontrado nas escrituras em sânscrito, roubar é "a apropriação não autorizada de coisas que pertencem a outra pessoa".

Atualmente, a palavra é empregada de diferentes formas. Roubar, para a polícia, é tomar algo de alguém por meio de ameaça ou violência. Em linguagem popular, a palavra é usada para se referir a uma infinidade de situações, tanto literais como metafóricas: desde furtos, roubos e inadimplências até o costume de chegar sempre atrasado nos lugares combinados, que seria um roubo de tempo, ou roubar a atenção das pessoas, por querer ser o centro das atenções.

Para o yogue, o roubo chega até um nível mais sutil. Roubamos, também, quando pensamos em ter o que o outro possui. O verdadeiro yogue se contenta com pouco. Almeja apenas a abundância de riquezas espirituais. Seguir os preceitos morais ajuda a tornar a vida mais saudável, pacífica e criativa. Transforma o "caos" em "cosmos".

Texto escolhido

"Se vês um defeito em teu irmão é preciso que saibas que este defeito existe em ti."

Jalaluddin Rumi (Fihi Ma Fihi)

Destaque do ciclo

Mantra da Atenção

Intensifico minha Atenção para melhor desenvolver minhas faculdades mentais, para fornecer ao meu Eu Maior instrumentos perfeitos, para elevar ao Superconsciente minha obra espiritual.

Intensifico minha atenção para despertar inteligência e memória. Memória e inteligência também são meus instrumentos.

Intensifico minha atenção para tornar meu trabalho e minha obra perfeitos.

Intensifico minha atenção.

Asteya no cotidiano

O que deve ser evitado:

1. Falar demais ou roubar o tempo de quem está ouvindo.
2. Olhar revistas e jornais nas bancas especializadas e não comprar. Isso, para o yogue, é roubar.
3. Cobiçar as posses dos outros. Esse mero desejo de posse é tido pelos yogues como roubo. O que é do outro é do outro, o que é seu é seu, embora nada seja de ninguém.

O que deve ser feito:

1. Estar atento aos próprios sentimentos e pensamentos.
2. Entoar o Mantra da Atenção (para ter no consciente o que pode ser roubo) quando se é assaltado por pensamentos, ações e palavras que, sutilmente ou não, vêm à tona (somos humanos).

Yamas
Brahmacharya (Não se Exceder — Continência ou Temperança)
História

O anúncio

Certa vez, Nasrudin[6] estava na praça do mercado conversando com as pessoas e em determinado momento ele anunciou:
— Amigos deste lugar! Querem conhecimento sem dificuldade, verdade sem falsidade, realização sem esforço, progresso sem sacrifício?
Logo apareceu um grande número de pessoas, todas gritando em coro:
— Queremos, queremos!
— Excelente — disse o Mullah. — Eu só queria saber. Podem confiar em mim para contar-lhes tudo a respeito se algum dia eu descobrir algo assim.

História da tradição oral.
Fonte: *As gaiatices do incrível mulá Nasrudin*, de Idries Shah. Editora Tabla, 2016.

---

6 Nasrudin — personagem da tradição oral de vários países, especialmente Turquia, Grécia, Índia e Afeganistão, também conhecido como Hodja, Mullah ou Mulá (mestre), Joha ou Nasredin.

Yamas
Brahmacharya (Não se Exceder — Continência ou Temperança)
Ciclo

Conceito

Da mesma maneira que nos dois Ciclos anteriores, o trabalho foi iniciado por uma reflexão, mas neste ciclo não utilizamos textos literários ou filosóficos, e sim uma mensagem nossa, dirigida aos alunos, que resume o princípio da contenção e da temperança:

> Exercer Brahmacharya é permanecer em equilíbrio, mesmo quando o ambiente externo e os fatos a que somos expostos nos impactam de maneira negativa, ou simplesmente exagerada, provocando sentimentos irracionais e nos levando ao desejo de agir por impulso.

Todos queremos o equilíbrio, mas existem muitos apelos no mundo moderno que nos levam na direção contrária. E isso ocorre especialmente de duas maneiras. A primeira é no sentido de desejarmos demais, sem a moderação proposta pelo Yama Brahmacharya. A segunda é quando nos iludimos, acreditando que podemos conseguir o que buscamos sem empreender qualquer esforço, como parece ocorrer com os ouvintes de Nasrudin na história que acabamos de ler.

Patanjali (1999) diz:

> Ser seguidor de Brahman significa controle e consciência em toda hora, em todo lugar, em pensamento, palavras e atos. Estar sempre consciente de si mesmo é caminhar no difícil e florido caminho do meio.

Vocês vão notar, neste Ciclo, nosso trabalho com a finalidade de fortalecer e dar firmeza a cada um de nós para que possamos nos afastar de todo sentimento exacerbado (seja de posse, inveja, raiva ou mesmo de desejo). Assim, nos colocaremos firmemente no caminho correto, na ação correta, no pensamento correto e nos protegeremos tanto da negatividade como dos exageros.

Brahmacharya é o caminho para Brahman, é viver com o Sagrado, é o Caminho do Absoluto. Num sentido mais amplo, traduz-se por temperança em todas as coisas, por autocontrole. Não é negação ou austeridade forçada, ou proibição. Segundo o mestre indiano do século XX, Sri Aurobindo, a pessoa que segue esse caminho está absorta no estudo dos Vedas (ou de qualquer outro livro sagrado conforme sua própria cultura) e constantemente se move em Brahman (ou no Deus único da sua fé) e sabe que tudo que existe é o Divino. Tudo que vê é divindade.

Mesmo nas correntes da Yoga como o Tantra, que enxergam o corpo como uma plataforma para a realização espiritual e utilizam a energia sexual como alavanca para a espiritualidade, elevando essa energia para os centros superiores, o autocontrole e a parcimônia estão no centro de sua linha de conduta.

Nos textos mais antigos da Índia, Brahmacharya aparece como continência sexual, como refreamento ou mesmo abstinência, enquanto nos autores mais recentes esse Yama se estende para outros sentidos, mas não como proibição. E, como alerta o antropólogo Mircea Eliade (Eliade, 1996), se o refreamento das "forças secretas" for muito exagerado, pode haver um efeito contrário. Assim, mesmo o refreamento deve ser moderado e equilibrado.

Texto escolhido

"Que haja espaços em sua união.

E que os ventos dos céus dancem entre vocês. Amem-se uns aos outros, mas não façam um laço de amor: sejam antes um mar que se move entre as margens de suas almas. Encham o copo um do outro, mas não bebam de um mesmo copo. Deem o seu pão uns aos outros, mas não comam do mesmo pão. Cantem e dancem juntos e sejam alegres, mas deixem cada um de vocês só.

As cordas de um alaúde estão sozinhas, embora vibrem com a mesma música. Da mesma forma, entreguem seus corações, mas não para que outros os guardem, pois apenas a mão da Vida pode contê-los. E fiquem juntos, mas não muito próximos, porque os pilares de um templo estão separados. E o carvalho e o cipreste não crescem à sombra um do outro."

(Khalil Gibran, em O profeta, *1976)*

Destaque do ciclo

Invocação

Que o ponto de luz na mente do Divino aflua luz às mentes dos homens. Que a luz desça à Terra. Que do ponto de amor no coração do Divino aflua aos corações dos homens. Que o Mestre retorne à Terra. Que o centro onde a vontade do Divino é conhecida se sobreponha às pequenas vontades dos homens. O propósito que os Mestres conhecem e servem. Que o centro que chamamos a raça dos homens se realize no plano da luz e de amor. E possa fechar a porta, onde se acha toda a negatividade. Que a luz, o amor e o poder restabeleçam o Plano Divino sobre a Terra.

Mantra

Três vezes o Om.

Brahmacharya no cotidiano

1. Deixar de pilheriar sobre o sexo.
2. Considerar o feminino como algo sagrado em homens e mulheres.
3. Respeitar e aceitar todos os gêneros.
4. Quando pensamentos obscuros aparecerem, pensar o oposto (como diz Patanjali, o decodificador da Yoga): amor, compaixão, sinceridade, justiça. Lembrar que essas virtudes são intrínsecas ao Ser.

Yamas
Aparigraha (Não Cobiçar, Não ter Avidez, Não ser Possessivo)
História

A habilidade que ninguém possui

Em uma época muito remota, havia um jovem que morava próximo a uma pequena cidade de um poderoso império. Ele era brilhante, inteligente e impressionava a todos por sua habilidade em aprender e pela maneira amistosa de conviver com seus vizinhos.

Ele vivia com sua mãe, que era viúva.

Um dia sua mãe lhe disse:

— Anwar — pois era este se nome —, Anwar, você deveria realmente pensar numa forma de se estabelecer na vida. É verdade que você ajuda os fazendeiros como os outros rapazes e, quando não há nada mais para fazer, eu sei que você fica em casa e faz cestos, como as outras pessoas. Mas você deveria se casar ou seguir adiante em busca da fortuna nesse imenso mundo. Em todo caso, é assim que vejo as coisas.

— Minha querida mãe! — exclamou o jovem. — É exatamente isso que quero fazer. Eu poderia ficar em casa e trabalhar permanentemente para um dos fazendeiros, ou poderia partir e tentar algo realmente arrojado, como viajar a lugares distantes. Mas, antes de experimentar qualquer coisa desse gênero, decidi não só ficar razoavelmente perto de casa como também tornar-me uma pessoa importante: eu me casarei com a filha do imperador e viverei feliz para sempre!

— Gente como nós — disse a velha mulher — não costuma ter ideias como essa. Ora, é tão difícil encontrar, entre a nossa gente simples e trabalhadora, quem já tenha ao menos visto o imperador, que dirá sua filha! E quem é você, posso perguntar, para chegar até nosso monarca e pedir algo tão ultrajante?

— Eu, mãe, não sou ninguém para fazer isso — disse o jovem —, mas você, bem, isso já é outra história. Eu quero que você vá até o imperador e peça que a princesa seja sua nora!

Nós podemos bem imaginar como a pobre velha se sentiu. O jovem Anwar era, na verdade, a luz de seus olhos. Mas certamente não estava ele demonstrando ser por demais imprudente e até mesmo rude ao ter tal ambição?

— Que absurdo! — disse ela.

E o pôs a trabalhar tanto, que por um tempo ele esqueceu seus planos. Então alguma coisa o fez lembrar-se de novo. Ele atormentou sua mãe até que ela cedeu, arrumou a mala com o essencial e tomou seu caminho até a capital do império.

Dia após dia a pobre mulher perambulou ao redor do palácio, vendo a fulgurante guarda cavalgar para fora dos portões, os embaixadores de longínquos países chegando e partindo, as altas muralhas atrás das quais se sentava, em sua sala do trono, o próprio imperador. Como acontece numa capital, as ruas viviam num clima de permanente excitação. Cortejos e gente importante estavam por toda parte e ambos, cada qual de sua maneira peculiar, contribuíam para o aperfeiçoamento moral e espiritual do povo.

Mas como é que alguém poderia ser admitido à presença de uma pessoa como o imperador?

Ela tentou, e tentou, e tentou. E então pensou: *Se o imperador não me deixa chegar até ele, eu devo esperar até que ele venha a mim.*

E assim ela se postou, dia e noite, do lado de fora da grande mesquita aonde o imperador, montado em seu cavalo branco, se dirigia para rezar às sextas-feiras. Lá sempre havia uma grande multidão, mas depois de algum tempo a velha mulher ficou conhecida como aquela que se sentava num certo ponto. Ela escolheu esse lugar porque justamente ali o governante virava seu cavalo após montá-lo.

Numa sexta-feira, então, ela estava quieta em seu lugar de sempre quando, no exato momento em que o imperador colocou o pé no estribo e olhou em sua direção, ela ergueu as mãos em súplica.

— Que aquela mulher seja levada ao palácio — ordenou o monarca assim que viu seu gesto.

Em poucos minutos ela estava em sua presença na sala do trono.

— Você é uma pobre mulher, como posso ver — disse Sua Majestade —, e, se deseja me pedir um favor, seria melhor que falasse! Mas a mulher estava tão assombrada com aquele lugar e por estar de fato falando com o grande Homem que, embora abrisse a boca, dela não saía nenhum som.

Assim, o imperador ordenou que lhe fosse dada uma bolsa cheia de ouro e que lhe mostrassem a porta de saída.

— Essa gente sempre aprecia dinheiro — disse ele aos cortesãos.

Quando a velha mulher voltou para casa, seu filho lhe perguntou:

— Você viu o imperador?

— De fato eu vi, Anwar — respondeu a mulher.

— Você apelou para ele? — perguntou Anwar.

— Sim!

— Você esteve em sua presença?

— Sim! — respondeu a mãe de Anwar.

— E o que foi que ele disse a respeito de minha proposta de casar com sua filha, a princesa Salma? — perguntou o jovem.

— Garoto tolo! Como poderia eu, vestida de andrajos e sem as boas maneiras da corte, dizer uma coisa dessas? Eu não disse nada, pois me senti subjugada pelo esplendor daquele lugar. Mas Sua Majestade Imperial foi mais do que gentil e nos deu esta bolsa cheia de ouro. Você pode usá-lo para abrir seu próprio negócio e isto lhe dará uma profissão e uma completa realização por toda a sua existência. Esqueça essa tolice sobre princesas!

— Mãe, eu não quero ouro, eu quero a princesa! — disse Anwar.

Ele continuou a infernizá-la até que ela foi obrigada a partir, mais uma vez, para a capital. Lá o imperador a viu de novo, sentada em seu canto. Ele a chamou e mais uma vez lhe perguntou o que desejava. De novo ela estava por demais assustada para falar. Uma vez mais ele deu a ela uma bolsa cheia de ouro e a mandou embora.

E a mesma coisa aconteceu quando ela voltou para sua humilde cabana, pois Anwar não se resignou de forma alguma, mesmo com toda a generosidade do imperador.

Por fim Anwar disse para sua mãe:

— Decidi não ficar em casa. Decidi não aceitar a vida confortável que o ouro pode me dar. Decidi buscar a filha do imperador, e por isso partirei amanhã de manhã, para descobrir como obtê-la.

No dia seguinte, tão logo surgiu a aurora, ele deixou sua casa e começou a andar pela estrada. No topo de uma colina, Anwar deparou-se com um Homem sábio sentado no caminho, com um capuz pontudo sobre a cabeça e um manto feito de pequenos quadrados de trapos cuidadosamente costurados em conjunto.

— Que a paz esteja convosco, Vossa Presença, ó Dervixe! — disse Anwar polidamente.

— E o que você procura, pequeno irmão? — perguntou o dervixe.

— Eu procuro uma maneira de me aproximar do imperador e pedir a mão de sua filha em casamento, pois esse é o firme propósito de meu coração — disse Anwar.

— Isso é difícil — disse o Homem sábio —, a não ser que, primeiro, você esteja preparado para aprender a habilidade que ninguém possui.

— Como pode existir tal coisa, se é chamada a habilidade que ninguém possui — perguntou o jovem.

— Ninguém a possui porque as pessoas a exercem — disse o dervixe — e elas só são capazes de exercê-la quando possuem algo, algumas outras coisas. Quando elas possuem essas coisas, a habilidade trabalha para elas, e assim elas não têm realmente que possuí-la.

— Isso é extremamente difícil — disse Anwar. — Mas você pode me dizer como empreendê-lo?

— Sim, com certeza — respondeu o velho Homem. — Você segue sempre em frente, não permitindo que nada o desvie, persistindo no mesmo caminho, e sem pensar que alguma coisa possa ser mais importante que o caminho. Anwar agradeceu ao dervixe e seguiu seu caminho.

A estrada o conduzia sem parar, e ele vivia o melhor que podia de frutos silvestres, raízes, sementes e da generosidade de várias pessoas que encontrava. De tempos em tempos, pessoas lhe sugeriam trabalhar com elas, ou se interessar por suas profissões e ocupações, ou até mesmo casar com suas filhas. Mas Anwar prosseguia, embora após um longo tempo começasse a sentir, cada vez mais, que o caminho não o estava conduzindo a lugar nenhum.

Então, certo dia, quando a noite começava a cair, Anwar viu que o caminho, na verdade, terminava. Isto é, em vez de passar por certa fortaleza cheia de torres, ele o conduzia direto para dentro de seus muros, através de um imenso portão. Anwar seguiu até a entrada.

O porteiro o interpelou:

— O que você procura?

— Eu estou à procura da princesa, com quem estou determinado a me casar — respondeu Anwar.

—Você não pode passar, a não ser que tenha um objetivo mais razoável do que esse — gritou o guardião do portão.

E apontou sua lança afiada para o pobre Anwar.

Anwar disse:

— Bem, então eu vou aprender a habilidade que ninguém possui.

— Isso é diferente — disse o guarda, abaixando a arma. — Mas — acrescentou amuado — alguém deve ter lhe falado sobre isso, pois as pessoas normalmente imaginam que podem se aproximar direto da princesa.

Anwar seguiu seu caminho e encontrou-se dentro do pátio do imenso castelo. Num pequeno pavilhão no jardim, havia uma figura silenciosa, sentada em contemplação. Ao se aproximar, Anwar viu que se tratava do mesmo dervixe que ele havia encontrado na estrada, muitas luas atrás.

— Já que finalmente chegou até aqui, sem tomar conhecimento de nenhuma das tentações do caminho — disse o dervixe —, você deve se submeter ao próximo teste.

Ele introduziu Anwar numa sala de meditação comprida e baixa, onde dervixes silenciosos em fila estavam repousando com suas cabeças apoiadas nos joelhos.

Anwar sentou-se. Então os dervixes começaram a executar exercícios e Anwar se viu compelido a imitá-los. Quando aquilo terminou, ele foi encaminhado ao mestre jardineiro e posto a trabalhar, cavando e capinando, aguando e podando, cultivando plantas e aparando veredas até suas mãos ficarem tão feridas quanto suas costas doloridas. E tudo isso continuou por muitos meses.

A seguir foi levado à sala do mestre do mosteiro, e teve de ali voltar todos os dias por horas sem fim, enquanto o grande Homem olhava para ele sem dizer nada. E isso continuou por muitos meses mais.

Depois disso, Anwar foi designado para a cozinha, onde trabalhou como um escravo, preparando comida para centenas de dervixes que moravam naquele lugar e para as pessoas que frequentemente visitavam o mosteiro, bem como para os muitos festivais que eram dirigidos pela irmandade.

Às vezes, Anwar sentia que estava sendo útil, outras vezes que estava desperdiçando seu próprio tempo, pois pensava constantemente na princesa e também na habilidade que ninguém possui.

Mas o pior ainda estava por vir. Foi quando não teve absolutamente nenhum trabalho para fazer. Ele não era convidado a participar dos exercícios dos dervixes, não tinha lugar para ele na cozinha e ele não era necessário nos jardins. Muitos outros jovens chegaram e partiram, a maioria parecendo estar bastante feliz. Mas, conversando com eles, Anwar não conseguiu aprender muito sobre a comunidade nem sobre o significado de suas atividades — se é que havia realmente um significado em tudo aquilo.

Então, certo dia, alguns anos depois, Anwar foi chamado à presença do mestre do mosteiro. Quando chegou à hujra, a sala onde o mestre entrevistava as pessoas, viu que o velho estava prestes a cair num poço que subitamente se abrira no meio do chão. Anwar, nesse momento, foi capaz de salvá-lo.

— Meu filho — disse o sábio, entregando-lhe uma chave —, pegue esta chave e cuide dela com a sua própria vida.

Anwar continuou trabalhando no mosteiro até que foi chamado à presença do jardineiro-chefe, e viu que uma árvore estava tombando, prestes a cair sobre a cabeça do sábio. Anwar, nesse momento, conseguiu impedir que tal coisa acontecesse, e salvou a vida do Homem.

— Meu filho — disse o jardineiro-chefe —, pegue este seixo de cristal e guarde-o com a sua vida.

Ele voltou para seu trabalho e foi chamado, após um longo tempo, à presença do chefe de cozinha. Quando lá chegou, viu que o Homem estava prestes a levantar uma concha muito quente que estava dentro de uma panela no fogo. Anwar agarrou-a primeiro e queimou seu polegar.

— Meu filho — disse o chefe de cozinha —, você agora terá um calo na base desse polegar. Guarde-o com sua vida.

Após muitos meses mais no mosteiro, Anwar foi chamado à sala de reunião, onde todos os dervixes estavam sentados, jantando. Na cabeceira da mesa estava sentado um altivo príncipe, de porte elevado e vestido com roupas magníficas. Todos ouviam o príncipe contar uma longa e complicada história. Como se fosse de dentro de si mesmo, Anwar escutou a voz do príncipe dizer:

— Lembre-se desta história e guarde-a com sua vida.

Depois de muitos dias, disseram a Anwar que fosse àquele lugar do jardim onde tinha visto o dervixe pela primeira vez. Quando lá chegou, o velho estava sentado como antes, em contemplação. Levantando a cabeça, ele disse para Anwar:

— Anwar, agora você está pronto para continuar sua busca. Você terá êxito, pois eu lhe dei a habilidade que ninguém possui.

— Mas... eu não compreendo isso — disse Anwar.

— Se você pensa que compreende — disse o sábio —, você não o faz. Se, ao contrário, você pensa que não compreende, você pode empregá-la sem interferências.

— Continuo não entendendo — disse Anwar.

— Se você tivesse nos deixado, jamais teria aprendido — disse o dervixe. — E, se eu o mandar embora, você aprenderá. Se tentar voltar, você não aprenderá. Se precisar de ajuda, eu aparecerei.

— Como assim? — perguntou Anwar, meio confuso.

— Porque, afora certas coisas que você tem, eu sou uma parte da habilidade, que não pode ficar com você, por isso tem que ser conservada comigo.

Assim, Anwar se dirigiu ao portão da fortaleza e, chegando até o guardião da entrada, olhou em seu rosto e viu que era o mesmo Homem, o dervixe que havia estado falando com ele. Logo do lado de fora estavam o chefe dos jardins, o chefe da cozinha e o chefe do mosteiro e todos os outros que tinha encontrado desde que entrara naquele lugar. Cada um e todos eles tinham o rosto do dervixe que ele havia primeiro encontrado à beira da estrada, perto do topo da colina, após ter abandonado a cabana de sua mãe.

— Eu nunca serei capaz de compreender isso — disse Anwar para si mesmo.

Mas continuou seu caminho.

Ao olhar para trás, viu que o mosteiro não se encontrava mais lá, e até mesmo a estrada diante dele havia mudado. Em vez de conduzi-lo de volta à sua própria casa, ela o levava numa direção completamente diferente. Contudo, Anwar continuou a segui-la.

Após vários dias, ele chegou a uma cidade imensa e luminosa, e perguntou que cidade era aquela.

— Esta é nada menos que a capital do império — disse um passante.

Anwar perguntou-lhe quantos anos se haviam passado desde que partira, e o Homem olhou para ele espantado.

— Ora, apenas um único ano — respondeu o Homem.

Pelas próprias contas, Anwar tinha passado mais de trinta anos naquele mosteiro. Assim percebeu que, de alguma estranha maneira, o tempo não era o mesmo em todos os lugares. No centro da cidade, Anwar se deparou com um poço profundo e escutou gritos que vinham de seu interior. Ele começou a puxar uma corda que estava caída lá dentro. Uma multidão logo se juntou, enquanto Anwar se esforçava ao máximo, quase deixando a corda escapar; mas, graças ao calo em seu polegar, ele foi capaz de sustentar o terrível atrito. Finalmente, um Homem emergiu do poço. Ele agradeceu a Anwar e disse:

— Você deve ser o Homem que veio de longe, sobre quem foi profetizado que seria capaz, sozinho, de me salvar. Eu sou o ministro-chefe de Sua Majestade Imperial, aprisionado no poço por um gênio, e providenciarei para que você seja recompensado.

Assim dizendo, ele seguiu seu caminho.

Anwar ainda estava bastante surpreso com o acontecido, quando uma estranha e horrível criatura saltou sobre ele.

— Ah! — disse a criatura. — Filho do Homem, você é minha presa e vou comê-lo vivo, como faço com qualquer um desta cidade a quem desejo devorar. Nós, gênios, temos o controle das ruas da capital, e ninguém pode resistir a nós, exceto as pessoas que foram merecedoras do seixo de cristal de Salomão, filho de Davi, que a paz esteja com ele, que sujeita todos os gênios da Terra!

Ouvindo isso, Anwar pegou o seixo de cristal em seu bolso e o segurou diante do gênio, que, imediatamente, se dissolveu em clarões de fogo e fugiu para bem longe.

Nem bem havia feito isso, um Homem a cavalo veio galopando em sua direção e disse:

— Eu sou o arauto do imperador! Foi previsto que aquele que pudesse resgatar o ministro seria capaz de vencer os gênios. Tal Homem pode muito bem ter merecido a chave do quarto encantado no qual a princesa está prisioneira. O Homem que conseguir abrir aquela porta se tornará marido da princesa e governará o reino quando Sua Majestade Imperial não existir mais.

Anwar montou na garupa do cavalo do arauto e eles correram para o palácio. O Homem o levou até um quarto, onde Anwar ajustou a chave na fechadura. A porta se abriu de repente, e ele viu a mais bela jovem que olhos humanos jamais contemplaram. Era, claro, a princesa. Ela se aproximou, e o par se apaixonou no mesmo instante em que seus olhos se encontraram.

E foi assim que Anwar, um pobre rapaz que morava numa cabana de uma remota província, se tornou o marido da princesa Salma, e imperador também, na plenitude do tempo.

Ele e sua consorte ainda reinam por lá.

A história que o altivo príncipe tinha contado à mesa do mosteiro — eles descobriram — continha todos os elementos necessários para um governo justo, pacífico e repleto de êxito. E sempre que eles, seus pais ou seus filhos enfrentavam alguma dificuldade, percebiam que tinham a habilidade que ninguém possui: porque eram capazes de usar suas experiências, os objetos mágicos que lhes tinham sido dados e os conselhos do misterioso dervixe, que sempre aparecia e os aconselhava, quando era necessário.

Fonte: *O buscador da verdade*, de Idries Shah, Editora Tabla.

Yamas
Aparigraha (Não Cobiçar, Não ter Avidez, Não ser Possessivo)
Ciclo

Conceito

Suponhamos que temos uma escada diante de nós e que vamos subi-la para alcançar um ideal do ponto de vista material. Subimos alguns degraus e sentimos que podemos ir mais rápido se eliminarmos pessoas pelo caminho ou deixarmos de ser sinceros ou verdadeiros com nossos semelhantes.

Subimos mais rápido, mas o preço a pagar é muito alto, pois, ao chegar ao topo da escada, achamos que aquelas aquisições não são suficientes para nós. Precisamos de mais joias, carros, casas, dinheiro etc. A ganância aparece de maneira brutal nessas situações.

A escada do caminho espiritual é o oposto da escada material. Quanto mais subimos, menos cobiçamos e mais satisfação encontramos. A ausência de ambição significa liberdade interior.

A não possessividade ou desapego deve também ser trabalhada em nossas relações interpessoais, sejam emotivas ou profissionais. Não há motivo para segurarmos em nada nem em ninguém.

Devemos compreender que não temos controle sobre os outros. Apesar de nossos desejos de posse, abafar e controlar a vida alheia é um grande atraso em nosso processo evolutivo. O preceito da Não possessividade incita a generosidade, a aceitar o outro como a si mesmo. Somos Um.

Textos escolhidos

"Equilibrar felicidade e tristeza, ganâncias e perdas, triunfos e derrotas, essa é a batalha da vida."
(Bhagavad Gita, 1994. Escritura Sagrada da Índia)

"Eu tenho encontrado satisfação no Divino, tanto no bem-estar como na dificuldade. Estarei envolvido somente com Aquele que ilumina os caminhos."
(Futuwah, Código Moral Árabe)

"Dize-me, ó Cisne, teu canto ancestral. De que terra vem, ó Cisne? Para que praia voarás? Onde descansarias, ó Cisne, e o que buscas? Já nesta manhã, ó Cisne, desperta, ergue-te, segue-me!
Há uma terra onde nenhuma dúvida ou sofrimento prevalece. Lá, os bosques da primavera estão em flor e perfumados. 'Ele sou Eu'; é trazido pelo vento; lá, a abelha do coração está profundamente absorta, e não deseja nenhuma alegria."
(Kabir, poeta da Índia Medieval)

Destaque do ciclo

RECITAÇÃO DO MANTRA SHO HAM (EU SOU)
COM CIRCULAÇÃO DE ENERGIA

Sho Ham (Eu Sou) — Mentalizar o espaço entre as sobrancelhas e iniciar uma lenta inspiração, entoando mentalmente a palavra Sho e imaginando que o ar entra por esse ponto. Acompanhar a inspiração, fazendo com que o ar desça pela frente do corpo em direção ao umbigo, siga até o púbis e suba pelas costas, acompanhando a coluna até atingir a cabeça; imaginar que o ar vai até o topo da cabeça e desce pela testa até o ponto inicial, entre as sobrancelhas. E, então, expirar entoando Ham.

Meditações

1. Meditar sobre o Mantra Ham Sho (Sou Eu) — o contrário do Sho Ham (Eu Sou) —, que em sânscrito significa cisne (Hamsa). O cisne é o veículo da deusa Saraswati, esposa de Brahma, o deus Criador. (O cisne, Hamsa = Sou Eu, é um animal que demonstra sua beleza em qualquer elemento: nadando na água, andando na terra e voando no ar.)

2. Refletir sobre o seguinte texto:

    "Eu sou uma entidade, meu instrumento de expressão independe de minha inteligência; eu sou senhor de minha inteligência e não sou escravo dela; ela deve me obedecer. Eu posso à vontade rejeitar minhas emoções, meus temores e minhas paixões (depois de aceitar que as possuo). Toda minha coleção de instrumentos eu ponho na classe do 'não eu'.

    E enveredando nessa alguma coisa, essa alguma coisa não posso rejeitar. Essa alguma coisa é o Eu Maior, o único EU, verdadeiro EU, o EU real, eterno, inalterável. O que está quando tudo se dissolve na areia 'O EU SOU'.

    Não necessito mais do que posso ter. Não cobiço nada pois Eu Sou."[7]

Aparigraha no cotidiano

1. Ao observar alguém com um carro novo e caro, por exemplo, ou numa linda casa, pensar se essa pessoa é feliz apenas por possuir esses bens materiais. É importante pensar que a felicidade independe da matéria.

---

[7] Texto de tradição oral transmitido de mestre para discípulo. Recebi da minha mestra, diretora do Centro de Estudos Narayana, Maria Helena Bastos Freire. Gratidão eterna!

2. Pensar que seus bens são: enxergar, ouvir, sentir, seus sentidos, enfim, e que você pode usufruir de tudo que lhe foi ofertado pelo Divino.
3. Lembrar que Patanjali (o codificador da Yoga) diz: "se tiver algum sentimento negativo (somos humanos), pensar no oposto e repetir [essa prática] várias vezes". Para cobiça, por exemplo, pensar em desapego e sentir sempre gratidão pelo que você é e pelo que você tem. Apesar de nada ser nosso.
4. Lembrar que avidez por qualquer coisa, seja comida, leitura ou cultura, também é uma forma de ganância.
5. Entoar estes Mantras (podem ser entoados em português, mas são mais eficazes em sânscrito):
    - Om Pita No'Si, Pita No Bhodhi, Namastê (Tu és nosso Pai; dá-nos consciência, concede-nos alcançá-la e senti-la)
    - Yad Bhadran Tanj Na Asuva (Dá-nos o que seja bom).

Niyamas

O segundo grupo de Ciclos de Ética praticados em nossa escola foi composto pelos Niyamas, que correspondem à segunda instância do caminho em direção ao equilíbrio do estado mental ou inibição das flutuações da mente, também chamado de Yoga.

Embora nessa instância existam cinco patamares, Anna e eu decidimos realizar apenas três Ciclos, tendo em vista algumas afinidades. O primeiro ciclo foi dedicado ao primeiro e ao terceiro Niyama, respectivamente Saucha, ou Limpeza; e Tapas, ou Austeridade.

No segundo ciclo, trabalhamos o segundo Niyama, que tem o nome de Santosha ou Contentamento. Já o terceiro ciclo foi composto pelo quarto e pelo quinto Niyama: Svadhyaya, ou Estudo de si mesmo (Autoconhecimento); e Isvara Pranidhana, ou Devoção a um ideal.

Para facilitar o acompanhamento dos Ciclos, trago, mais uma vez, a relação dos Niyamas:

1. Saucha — Limpeza
2. Santosha — Contentamento
3. Tapas — Austeridade
4. Svadhyaya — Estudo de si mesmo (Autoconhecimento)
5. Isvara Pranidhana — Devoção a um ideal

E, a seguir, apresento os Ciclos de Niyamas que realizamos no Tarikat:

1. Saucha, ou Limpeza, e Tapas, ou austeridade (1º e 3º Niyamas)
2. Santosha ou Contentamento (2º Niyama)
3. Svadhyaya, ou Estudo de si mesmo (autoconhecimento) e Isvara Pranidhana, ou Devoção a um ideal (4º e 5º Niyamas)

Para cada Niyama, temos também dois módulos, da mesma forma como ocorreu com os Yamas: o primeiro para a história e o segundo para o ciclo. A diferença é que, aqui nos Niyamas, o módulo referente ao Ciclo terá apenas três etapas:

1. Conceito — descrição do Niyama e sua relação com a história anterior.
2. Textos escolhidos — fragmentos de poemas ou textos em prosa de mestres yogues ou de outras tradições que ilustram o conceito de Niyama e nos ajudam na compreensão da mensagem do ciclo (em alguns Niyamas, apresentamos apenas um texto).
3. Destaque do ciclo — apresentação de prática considerada fundamental ao ciclo, em geral um relaxamento ou um Mantra.

A razão de não termos incluído a quarta etapa — que seria voltada para a aplicação do conceito de cada Niyama na vida cotidiana — é o fato de que, nesta instância, o yogue trabalha consigo mesmo e com maior interiorização. Isso cria condições para que ele encontre sua própria forma de aplicar o aprendizado no dia a dia.

As posturas utilizadas em cada ciclo não serão apresentadas aqui pelas razões já expostas.

Niyamas
Saucha e Tapas
(Limpeza e Austeridade)
História

Completamente cheio

Um Homem se apresentou perante Bahaudin Naqshband, e disse:
— Tenho ido de um maestro a outro e tenho estudado muitas Vias de Conhecimento, e todas elas me dão o resultado de bom proveito e me têm produzido benefícios de todo tipo. Agora desejo ser um dos seus discípulos para beber desse poço de conhecimento e assim avançar cada vez mais na Tarika, a Via Mística.

Bahaudin, em vez de responder diretamente ao que havia ouvido, mandou que lhe servissem o jantar. Quando trouxeram à mesa arroz e carne, insistiu para que seu convidado se servisse de prato após prato. Depois lhe ofereceu fruta e tortas e ordenou que trouxessem mais Pilau, e mais e mais pratos de comidas, verduras, saladas e doces.

A princípio, o Homem se sentiu lisonjeado e, como Bahaudin mostrava prazer em cada bocado que ele dava, comeu tudo o que podia. Quando diminuiu o ritmo do que estava comendo, o sheik sufi pareceu incomodado e, para impedir o seu desgosto, o desgraçado comeu praticamente outro almoço.

Quando foi incapaz de comer um grão de arroz a mais, ele se recostou numa grande almofada, sentindo um enorme mal-estar, e Bahaudin se dirigiu a ele com estas palavras:

— Quando vieste me ver, estava tão cheio de ensinamentos indigestos como está agora de carne, arroz e fruta. Te sentias mal e, como não estavas acostumado ao autêntico mal-estar espiritual, pensaste que se tratava de fome de conhecimento. Tua verdadeira condição era de indigestão.

Posso ensinar-te se a partir de agora se seguires minhas indicações e permaneceres aqui comigo fazendo a digestão. Tu farás [este aprendizado] mediante umas atividades que não parecerão iniciáticas, mas que atuarão como se tomaras algo para digerir a comida e transformá-la em alimento, não em peso.

O Homem aceitou. Anos mais tarde contou sua história, quando se tornou famoso, sendo conhecido como o grande maestro sufi Khalil Ashrafzada.

Fonte: *A sabedoria dos idiotas*, de Idries Shah, Editora Tabla.

Niyamas
Saucha e Tapas (Limpeza e Austeridade)
Ciclo

Conceito

Como vimos em nossa história, é impossível alcançar o conhecimento quando se está repleto de substâncias, hábitos, emoções e pensamentos tóxicos. O Niyama Saucha, Limpeza ou Pureza, é o processo de esvaziamento de tudo o que não serve; enquanto Tapas, ou Austeridade, realiza, por meio da autodisciplina, a transmutação da natureza inferior em natureza superior.

Essa estreita ligação entre a Pureza e a Austeridade nos levou a trabalhar os dois Niyamas conjuntamente. Para ficar mais clara essa ligação, apresentamos, a seguir, uma breve descrição dos dois Niyamas.

Saucha ou Pureza (primeiro Niyama), na Yoga, significa limpeza física, mental e emocional. A limpeza física se dá em dois planos: enquanto o banho limpa o corpo externamente, os Ásanas e os Pranayamas limpam o corpo inteiro, expulsando toxinas e impurezas ocasionadas por excessos na alimentação e nos costumes.

Tão importante quanto fazer uma limpeza física, no entanto, é limpar a mente de todos os seus transtornos emocionais, como o ódio, a paixão, a ira, a injúria, a cobiça, a traição, a inveja, o orgulho e todos os pensamentos impuros. É necessário que nos limpemos das impurezas mentais e emocionais, pois a cada momento recebemos cargas negativas vindas de todas as direções. Precisamos ficar limpos a ponto de podermos espelhar o Ser Maior em nós.

Sobre a pureza, um dos Upanishads (comentários aos Vedas — a base do sistema de Escrituras Sagradas do hinduísmo), afirma:

Diz-se que a mente é dúplice pura e impura. É impura devido a contatos com os desejos. Quando o homem liberta a mente da preguiça e do desejo, torna-se imóvel; chega então ao [estado] onde não há mente. Aquele cuja mente se tornou pura pela concentração e entrou no si mesmo sente uma alegria que não pode descrever com palavras.

Para que a pureza seja alcançada e prevaleça é necessário exercer uma vigilância constante. No plano físico, é preciso limpar-se de toda impureza causada pela poluição advinda de fora, como ar contaminado e os alimentos inadequados repletos de toxinas. O yogue sabe que o corpo é moradia do espírito, moradia do Ser Maior e, portanto, todo cuidado com essa moradia deve ser observado. No plano emocional, devemos substituir o negativo pelo oposto, desenvolvendo em nós o amor, o respeito, a benevolência, a compaixão.

Já Tapas, ou Austeridade (terceiro Niyama), pode ser considerado um Niyama complementar a Saucha, ou Pureza, na medida em que consiste na remoção das impurezas. Tapas significa clarão ou calor; esquentar em altas temperaturas, para que todas as impurezas sejam removidas, queimadas. Os yogues usam essa energia para aquecer o caldeirão do seu corpo/mente e, com isso, atingir a Consciência Superior.

Esses dois Niyamas foram trabalhados pelo Tarikat Yoga a partir da Yoga Egípcia. A escolha dessa linha se deve aos seguintes critérios:

1. Quebra de condicionamento. Sempre praticando a Yoga de origem indiana, os alunos acostumaram-se a trabalhar sistematicamente os mesmos conceitos, os mesmos feixes de músculos, as mesmas purificações, respirações etc.
2. Introdução de outras culturas, outros países.

Um médico do Irã, Dr. Hanish (1844-1936), citado no livro *Yoga Iranier et Egyptien*, de Sambucy e Laubry (1965), afirma: "Não só as escrituras persas trazem atitudes (posturas) belas, nobres, que se dirigem para o alto. Todos os países, ou povos, em todas as épocas, em todos os ritos e religiões, tratam dessa matéria de sua história".

Ele afirma que a Santa Missa, a ginástica sueca de P. H. Ling, a Yoga dos brâmanes, as posturas dos faraós, as escrituras budistas e lamaístas são exemplos da continuidade da Yoga primordial. E, quando compara a Yoga da Índia com a do Egito, ele diz: "Poderá se ver, verdadeiramente, todas as posturas principais dos hindus gravadas nas pedras Faraônicas. [...] A mina é inesgotável".

Pelas diferenças e, sobretudo, pelas semelhanças, escolhemos a Yoga Egípcia para o nosso ciclo dos Niyamas 1 e 3.

Texto escolhido

"O fogo que derrete o véu
Atenta para as sutilezas que não se dão em palavras.
Compreende o que não se deixa capturar pelo entendimento.
Dentro do coração empedernido do homem arde o fogo que derrete o véu de cima a baixo.
Desfeito o véu, o coração descobre as histórias do Khidr e todo o saber que vem de nós.
A antiga história de amor entre a alma e o coração regressa sempre em vestes renovadas.
Ao recitares 'sol' contempla o sol.
Sempre que recitares 'não sou', contempla a fonte do que és."
(Jalal al-Din Rumi em Poemas Místicos, *1976)*

Destaques do ciclo

Posturas

Excepcionalmente, o destaque do ciclo é composto também por posturas. Neste caso específico, não há problema em praticá-las sem instrutor; por isso, apresento a seguir a sua descrição detalhada:

Postura 1:
1. De joelhos, colocar os polegares sobre as palmas e fechar cada uma das mãos de modo que o polegar seja envolvido pelos outros quatro dedos.
2. Trazer os punhos cerrados para as laterais do pescoço, com a parte dos dedos voltada para a frente e os cotovelos bem abertos, paralelos ao chão. Isso tem a finalidade de imobilizar as vértebras cervicais.
3. Esvaziar os pulmões e, inspirando, voltar-se para a frente, curvando-se até onde conseguir. Se possível, encostar a testa no chão.
4. Expirando e entoando uma canção ou um lamento, recolocar lentamente o tronco na posição ereta.
5. O mesmo movimento deve ser repetido para o lado direito, levando o cotovelo até onde for possível, mantendo-o paralelo ao ombro e sem soltar as mãos do pescoço. Retornar expirando, entoando uma canção ou um lamento.
6. Fazer o mesmo do lado esquerdo.
7. Em seguida, inclinar-se para trás, inspirando, até onde conseguir; e voltar, expirando, com canção ou lamento, à posição inicial.

Postura 2:
1. Manter-se de joelhos e com as mãos fechadas, como na postura anterior.
2. Colocar os punhos firmemente nas axilas.
3. Repetir os movimentos da postura anterior, sempre inspirando ao descer e expirando ao retornar à posição inicial.

Nota-se, então, que seu corpo, ao realizar cada uma dessas duas posturas (frente, costas, direita, esquerda), desenha uma pirâmide no espaço.

Repetir no mínimo quatro vezes em cada posição.

Em seguida, sentar-se nos calcanhares e relaxar as mãos com a seguinte sequência:

1. Levar as mãos para o alto, acima da cabeça, e soltar os punhos várias vezes.
2. Dobrar os braços, de modo que as mãos fiquem na altura e nas laterais do rosto, e então sacudir os pulsos várias vezes como foi descrito no item anterior.
3. Aproximar os cotovelos e trazer as mãos para a frente do rosto e sacudi-las como se o abanasse.

Purificação Egípcia para fazer em casa

Em um recipiente de tamanho suficiente para se colocarem as duas mãos sobre o fundo, paralelamente e sem se tocarem, colocar água fria até atingir o osso da munheca.

Entre as mãos, no fundo do recipiente (mas sem tocar em nenhuma das duas) colocar uma peça de cobre. Com a coluna ereta, e olhando para o cobre, inspirar profundamente pelas narinas e, ao expirar, fazer um biquinho com os lábios como se fosse assobiar. A língua não acompanha, fica plana dentro da boca.

Essa prática deve ser feita pela manhã, em jejum. O sistema todo se aquece e na cabeça ocorre uma ligeira palpitação, a mente se acalma e o poder de compreensão aumenta. Depois secar as mãos, friccionar as palmas nos dorsos em movimentos circulares e todo o corpo até que tudo fique aquecido e suave.

Relaxamento Egípcio ou Relaxamento das mãozinhas

Este relaxamento foi criado por nós, Anna e Louris, com a intenção de ajudar na cura de doenças físicas e mentais, e baseia-se num papiro egípcio que mostra mãozinhas saindo dos raios de sol.

No papiro, vemos o deus Hórus e pessoas em tamanho menor misturadas a frascos, plantas e à Cruz de Ísis, que era usada para a cura de várias enfermidades.

Como fazer o relaxamento:

Com os alunos deitados, iniciar com o relaxamento neuromuscular,[8] que começa nos pés e se estende até o alto da cabeça, eliminando toda a tensão do corpo. A seguir, recitar o texto que criamos para o Relaxamento Egípcio:

> Pense na realidade física do momento: seu corpo, a sala em que você está, sinta sua respiração e respire três vezes de forma consciente.
>
> Agora tem início outra realidade, uma condição imaginária em que você, imitando o Criador, pode tudo: desde criar um grão de feijão até trazer à sua mente o sol numa tarde chuvosa, tornando o dia claro com o céu azul, sem nuvens.
>
> Imagine-se em pé, no meio de um vasto campo aberto, recoberto com grama verde e o sol dourado, iluminando tudo.
>
> Veja a si mesmo espreguiçando-se em direção a esse sol dourado. O sol e você.
>
> Sinta, agora, os raios do sol dourados se alongando em sua direção. Quando os raios estiverem bem próximos de você, "crie" no fim deles pequenas mãos douradas repletas de energia e calor do astro rei.
>
> São mãozinhas iluminadas, que trazem o poder curativo e regenerativo do sol. Faça com que essas mãozinhas penetrem em seu corpo físico, propiciando a conexão corpo/mente. Leve as mãozinhas até os locais carentes, usando instrumentos também dourados. Você pode usar uma escova para limpar, raios laser para curar, bisturis ou unguentos dourados e azuis para aliviar ou tratar locais carentes de energia.
>
> As mãozinhas continuam seu trabalho, jogando luz na área em que você estiver investigando e curando, massageando.

---

8   Como já foi dito anteriormente, essa modalidade da Yoga leva a pessoa a adquirir consciência do corpo e dos nós musculares, buscando sua soltura para que haja uma vigília relaxante sem adormecer.

Quando o trabalho estiver terminando, afaste as mãozinhas de seu corpo pelo mesmo caminho que entraram. Lembre-se de que você está em pé olhando o sol e toda a negatividade e toxinas que foram retiradas de seu corpo devem ser jogadas para trás de suas costas e cobertas com terra.

Em seguida, recolha as pequenas mãos, que devem ser enroladas até serem devolvidas aos raios do sol e serem fundidas com o astro rei, onde ficarão guardadas até que surja a necessidade de usá-las novamente.

Sinta-se, agora, totalmente energizado, sadio, iluminado e em harmonia com o cosmos. Em paz e harmonia, em paz, paz.

Permaneça em silêncio por alguns minutos e volte, fazendo várias respirações profundas, movimentando-se cuidadosamente, espreguiçando-se e piscando os olhos antes de sentar-se.[9]

Agradeça!

---

9   Repetindo: a volta dos relaxamentos deve ser muito lenta e suave, segundo os seguintes passos: 1 – Respirar profundamente; 2 – Conscientizar-se do corpo; 3 – Movimentar cada parte, uma após outra; 4 – Estirar-se e espreguiçar-se; 5 – Cobrir os olhos com as mãos em concha e piscar várias vezes antes de abri-los totalmente; 6 – Virar o corpo e dar uma paradinha do lado direito antes de levantar-se.

Niyamas
Santosha (Alegria, Contentamento)
História

"O que é a felicidade" — um conto português

Havia um príncipe que se julgava o mais desgraçado dos mortais. Triste, triste, não fazia [outra coisa] senão chorar e lamentar-se. Escondia-se de todos, fugia dos demais rapazes da sua idade, e os passeios que dava eram só para os montes onde não havia fôlego vivo. Quem o visse diria que era um velho, tão curvado andava sempre, tão pálido e magro tinha o rosto, outrora belo e radiante.

O rei, seu pai, consultou médicos e adivinhos, chamou ao seu reino todos os sábios do mundo, mas ninguém dava com a causa nem com a cura do mal que minava o príncipe. Só um velho sábio, que sobre os livros tinha passado os dias e as noites queimando as pestanas em aturado estudo, falou assim ao aflito pai:

— Para que teu filho se cure e te venha a suceder no trono, é necessário, ó rei, que lhe vistas a camisa dum Homem que se considere completamente feliz e satisfeito com a sorte. Porque o mal de teu filho é a ambição de tudo possuir e o desgosto de tudo quanto possui.

O rei tremeu, porque há muitos doidos por este mundo de Cristo que ninguém pode curar, só porque desejam aquilo que não podem obter. Mas, seguindo o conselho do sábio, o rei enviou embaixadas em busca do Homem feliz a quem pedissem a camisa para a cura maravilhosa. Nem nos palácios dos reis, nem nos casebres dos pobres encontraram, porém, quem se julgasse inteiramente feliz com a sua sorte. Cidades, vilas, aldeias, tudo foi visitado. E as embaixadas iam voltando ao palácio, trazendo desânimo ao pobre pai, que via morrer o filho sem lhe poder valer.

Até que a última embaixada, voltando ao país, perdeu-se pelas serras. Seus integrantes foram andando e andando, até chegar à cabana de um pobre pastor. Viram-no se recolher do trabalho, que sem descanso levava, de sol a sol. Ouviram-no cantar e rir. E, à noite, quando se sentou à lareira junto da mulher e dos filhos, ouviram-no agradecer a Deus a felicidade que lhe era concedida, desejando que assim continuasse sempre. Os embaixadores, como não sabiam o caminho, aceitaram a hospitalidade que lhes oferecia aquela pobre gente e toda a noite se divertiram com a alegria que reinava ali.

Por fim, o mais velho dos cortesãos tirou-se dos seus cuidados e disse ao pastor:

— Bom Homem, julgas-te ditoso aqui neste ermo e nesta desolada pobreza longe de tudo quanto nos torna preciosa a vida?

— Senhor, que mais posso desejar se tenho saúde, amor e alegria?

— Mas, diz a verdade, consideras-te feliz e nada mais desejas?

— Sim, considero-me feliz e não desejo mais do que tenho.

— Bom, vende-me, então, a tua camisa. Pede o que quiseres, que tudo dará um pai que vê morrer seu filho sem ter outro remédio para o salvar.

Afastando a camisola feita com a lã das suas ovelhas, o pastor mostrou com orgulho o rijo peito de trabalhador e respondeu, rindo:

— Eu não uso camisa!

De orelha murcha voltaram os mensageiros do rei e contaram a este o que lhes sucedera. Ouvindo o príncipe esta história, clamou:

— O quê? Pois o único Homem que no mundo se considera feliz não usa camisa?! Quero ir vê-lo e praticar como ele pratica.

Dito e feito, levaram-no ao pastor, que muito bem o recebeu, sem querer saber se era príncipe ou mendigo.

— Que receita tens para ser feliz, bom Homem? — perguntou o agoniado moço.

— Contento-me com o que tenho e agradeço como um favor tudo quanto gozo. Não invejo os mais ricos nem desprezo os mais pobres.

— O quê? Pois há quem seja mais pobre do que tu? — perguntou ainda o príncipe, olhando para a nudez daquela cabana.

— Há mais pobres do que eu, todos os que não podem, não querem ou não sabem trabalhar.

O príncipe voltou para o palácio mais satisfeito e, daí em diante, seguindo os conselhos do pastor, contentou-se com a sua sorte, viveu com saúde e foi feliz.

Fonte: História da tradição oral, traduzida por Ana de Casteo Osório.

Niyamas
Santosha (Alegria, Contentamento)
Ciclo

Conceito

O Niyama Santosha, que significa alegria e contentamento, é o grande diferencial hindu em relação a outras culturas que enfatizam a tristeza, o sofrimento e o sacrifício para alcançar a iluminação, a santidade. Santosha tem uma relação intrínseca com o princípio anterior, Saucha, pois só conseguiremos ser naturalmente alegres se estivermos completamente limpos de corpo e alma. Cultivar o Niyama Santosha consiste em fazermos o melhor ao enfrentarmos qualquer situação.

Para nos sentirmos realmente vivos, precisamos ter contentamento e satisfação, mas isso só ocorrerá se estivermos em estado de calma interna e paz mental como o Homem que não usava camisa da história que acabamos de ler. Apesar da pobreza, e de precisar trabalhar de sol a sol, ele cantava, ria e sentia-se feliz. Sem esse contentamento e essa paz interior não podemos realizar o verdadeiro desenvolvimento espiritual.

A tendência de ficarmos em situações tristes nos faz esquecer das situações benéficas em nossa vida. Por exemplo: acordamos, enxergamos, respiramos, o sol está expondo sua doação, comemos, andamos, vamos trabalhar. No caminho, vemos um acidente de carro e o resto do dia nos fixamos nesse fato negativo e esquecemos de tudo quanto nos foi oferecido de positivo antes e depois daquela cena. Com o pensamento fixado no acidente, não somos capazes de enxergar uma criança sorrindo ou uma linda flor se abrindo e nos oferecendo sua beleza.

Não viemos ao mundo para sofrer, mas para sermos felizes. O Divino criou este Universo para ser apreciado, amado e visto como uma bênção divina. Devemos ser alegres em agradecimento à beleza e ao amor que foram e são demonstrados pelas ações do Ser e por Ele ter colocado em nós uma fagulha de tudo isso para que possamos desenvolvê-la.

Textos escolhidos

"Sejam estes os vossos desejos:
De vos diluirdes no amor e serdes como um riacho
Que canta sua melodia para a noite;
De conhecerdes a dor de sentir ternura demasiada;
De ficardes feridos por vossa própria compreensão do amor
E de sangrardes de boa vontade e com alegria;
De acordardes na aurora com o coração alado
E agradecerdes por um novo dia de amor;
De descansardes ao meio-dia
E meditardes sobre o êxtase do amor;
De voltardes para casa à noite com gratidão;
E de adormecerdes com uma prece no coração para o bem-amado,
E nos lábios uma canção de bem-aventurança."

(Omar Khayan, poeta, matemático e astrônomo
persa dos séculos XI e XII)

"A misericórdia do meu verdadeiro Guru me fez conhecer o desconhecido.
Com ele aprendi a caminhar sem pés, ver sem olhos, escutar sem ouvidos, beber sem boca e, sem asas, voar.
Levei meu amor e minha meditação ao reino onde sol não há, nem lua, nem noite, nem dia.
Sem tocar com meus lábios, do néctar mais doce provei;
E saciei minha sede sem nada beber."

Lá onde houver deleite, plena alegria haverá.
A quem haverei de cantar tal júbilo?
A grandeza do Guru excede louvor e grande é a aventura do discípulo."

(Kabir, um dos grandes poetas místicos da Índia medieval)

"Alegria
Nunca resmungue porque todos os tipos de força penetram e puxam para baixo.
Nunca se lamurie — se não está satisfeito com o que você é, aproveite e mude a si mesmo.
Se não tiver coragem para mudar, submeta-se ao seu destino e fique quieto.
Reclamar o tempo todo sem nada mudar é perda de tempo e energia.
Queixar-se é sinal de fraqueza.
Tome cada dificuldade como oportunidade para seu novo progresso, para seu fortalecimento e aumento de criatividade.
Alegria é sinal de coragem, fé em si mesmo e na vida.
É ser copartícipe da Criação."

(Sri Aurobindo, em "Versos da Mãe")

Destaques do ciclo

Purificação Sopro Há

Esta é uma purificação clássica das aulas de Yoga.

Em pé, pernas ligeiramente afastadas, elevar os braços pela frente, palmas das mãos voltadas para fora. Inspirar fazendo um grande alongamento e expirar pela boca gritando o Há e soltando o corpo e os braços à frente. Permanecer um pouco, balançando o tronco de um lado e do outro, com os braços bem soltos. Para voltar: flexionar ligeiramente os joelhos e desenrolar lentamente a coluna, empilhando as vértebras. Por último, empilhar as cervicais. Repetir 5 vezes.

Especificamente para o Ciclo do Contentamento, antes de iniciar a purificação é preciso mentalizar tudo o que há de tristeza, depressão e traumas que tiram nossa alegria e o sabor de estarmos vivos. Ao soltar o ar, gritando o Há, imaginar que a expiração leva embora esses e outros impedimentos à felicidade, ao contentamento.

Após a purificação, nos sentimos livres e aptos à alegria.

Daí Santosha, daí alegria, daí contentamento.

Relaxamento do sorriso

Com os alunos deitados, conduzir a soltura neuromuscular[10] desde os pés até o alto da cabeça.

Após a finalização da soltura, utilizar o texto a seguir:

> No rosto, uma atenção especial. Separe os dentes superiores dos inferiores, esboce mentalmente um sorriso de felicidade, contentamento e paz. Leve o sorriso à sua mente e abra sua mente num sorriso para receber ideias novas. Leve, agora, o sorriso ao coração e abra seu coração num sorriso para dar e receber amor, a tudo e a todos. Leve seu sorriso à pele, e sorria com a sua pele. Leve seu sorriso aos ossos, aos órgãos internos e perceba que seus órgãos cumprem melhor e mais alegremente suas funções específicas. Leve o sorriso às suas células, sorria com suas células. Sorria com seu corpo todo. Todo o seu corpo é um sorriso. E sinta muita paz. Paz. Paz.

Para voltar, como nos relaxamentos anteriores, fazer respirações profundas e começar a se movimentar pausadamente.[11]

---

10 Técnica explicada no capítulo "Suportes da Yoga".
11 Leia orientações detalhadas sobre como voltar de relaxamentos ao final do capítulo "Suportes da Yoga".

Niyamas
Svadhyaya (Estudo do Ser ou Autoconhecimento) e Isvara Pranidhana (Autoentrega ou Devoção a um Ideal)
História

Yunus Emré — A história de um buscador

Yunus Emré, em tempos muito antigos, inventou contos mais duráveis que a memória de sua própria vida. Foi também um incansável buscador da verdade. Aos vinte anos, aproximadamente, ou talvez mais jovem ainda, veio-lhe ao coração uma avidez pelo conhecimento que o levou pelos caminhos do mundo. Ele partiu na esperança de que essa sede de saber o conduzisse a um mestre que o iluminasse. Esse mestre foi-lhe dado encontrar depois de dez anos de errância miserável, no grande vento de uma colina, em plena estepe da Anatólia. Chamava-se Taptuk e era cego.

Taptuk também havia viajado muito, mas por caminhos diferentes dos de Yunus. Adolescente ainda, raspou sua cabeça e sobrancelhas e, vestindo um gorro de feltro vermelho, foi combater invasores mongóis. Atravessou tantas derrotas quantas efêmeras vitórias. Cavalgou com o sabre entre os dentes, perseguindo homens tão loucos quanto ele.

Odiou, pilhou, matou, cem vezes perdeu e encontrou sua alma no furor dos combates, até que finalmente o silêncio se abateu sobre sua cabeça. Numa noite de derrota, ele foi deixado como morto num campo de batalha, à beira de um riacho. Lá, uma mulher, a primeira de sua existência, com exceção de algumas prostitutas de tavernas, finalmente debruçou-se sobre ele.

Ela o recolheu, cuidou dele até curá-lo. Só não pôde devolver-lhe a visão que lhe tinha sido tomada por um sabre inimigo. Ela então lhe ofereceu sua vida, sua mão para conduzi-lo. Desse dia em diante, guiado por sua esposa, Taptuk não sonhava outra coisa a não ser encontrar ele mesmo um caminho até a fonte silenciosa de onde se eleva a luz que torna todas as coisas simples.

Uma noite, nesse deserto seco onde ninguém se aventurava, com exceção de alguns pastores, ele alcançou a fonte. Lá, construiu sua casa. Outros buscadores juntaram-se a ele, de tempos em tempos, levados por não se sabe que vento da alma. Eles reconheceram nesse Homem imponente e de poucas palavras o mestre que eles esperavam. Construíram suas cabanas perto da sua e em volta levantaram uma paliçada.

Quando Yunus Emré chegou a esse lugar, o monastério de Taptuk, o cego, não era mais do que isto: algumas choupanas baixas rodeadas por um muro de pedras secas na estepe infinita. Taptuk, assim que apalpou o rosto e os ombros desse andarilho faminto de saber, prometeu-lhe a verdade.

— Ela chegará aos poucos —, disse-lhe. — Por enquanto, seu trabalho será varrer sete vezes por dia o pátio do monastério.

Yunus obedeceu de coração. No instante mesmo em que se viu diante desse ancião de cabeça raspada, uma confiança inquebrantável apoderou-se dele. Sete vezes por dia ele varria o pátio com entusiasmo, saudando alegremente o mestre e seus discípulos, quando eles se reuniam na casa da esposa, onde Taptuk, o cego, ensinava todas as manhãs. Mas ninguém respondia às suas saudações. — Está bem que os discípulos me ignorem — dizia a si mesmo, mas aquele que tão bem me acolheu em sua casa —, por que não me dirige a palavra? Assim permaneceu por um ano, depois dois e três anos, sem que ninguém falasse com ele. Então, seu coração tornou-se pesado. *Sem dúvida este silêncio significa alguma coisa*, pensou, *seguramente meu mestre quer ensinar algo para minha alma, pois é à alma que se dirige a palavra sem voz.*

Yunus refletiu sobre sua solidão, enxotando sete vezes por dia o pó que o vento trazia sem cessar para o pátio do monastério. Enfim, numa manhã de primavera, ao sair de sua cabana, a vassoura nos ombros, uma luz lhe veio.

— Descobri! Taptuk quer ensinar-me a paciência — disse a si mesmo. Seu coração encheu-se de júbilo e ele voltou a varrer o pátio com um ardor renovado.

Cinco anos se passaram. Dois outros se escoaram ainda, depois três, depois cinco novos anos, sem que sua sorte mudasse. Então Yunus desesperou-se.

— Que fiz eu para merecer tão longa indiferença? — perguntou-se. — Talvez meu mestre tenha me esquecido, ou talvez não seja eu para ele senão um idiota recolhido por piedade, bom apenas para varrer o pátio. — Esforçou-se, no entanto, para refletir desapaixonadamente.

Numa noite de tempestade, veio-lhe ao espírito que Taptuk quisesse ensinar-lhe a humildade. Em meio à escuridão atormentada em que se encontrava, ele sorriu.

— É isso. Ele quer me ensinar a humildade.

Na manhã seguinte, quando iniciou o trabalho, seus gestos estavam mais comedidos e, porque seu coração estava em paz, ele se pôs, enquanto varria o pátio, a cantarolar. Pouca coisa. Palavras que lhe subiam aos lábios e que ele deixava ir ao vento pela única satisfação de ouvir voz humana. Entretanto, sua confiança em Taptuk pouco a pouco o deixou. Esse Homem, decididamente, o enganara. Ele não tivera jamais a intenção de ensinar-lhe o que havia prometido.

— Perco minha vida a esperar — disse a si mesmo Yunus.

Cinco anos ainda varreu o pátio, sem que ninguém o escutasse. Uma noite, cansado dessa miserável existência e convencido de que ninguém se aperceberia de sua ausência, decidiu deixar aquele lugar onde, depois de quinze anos de humilde paciência, não havia encontrado senão amargura e melancolia.

Ele se foi pela noite, caminhando sempre em frente. Andou até o amanhecer, embriagado de liberdade sem esperança. Sentiu fome e sede, mas não havia nenhuma fonte onde saciar-se, nenhum abrigo onde pudesse refazer as forças nesse infinito deserto de ervas amarelecidas, pedras e vento.

— Vou morrer — disse. — Que importa? Mais vale morrer caminhando do que varrendo o pátio de um louco.

Andou por três dias inteiros. Na noite do terceiro dia, no momento em que ia deitar-se sobre um rochedo para oferecer seu corpo extenuado aos abutres, percebeu ao longe um acampamento. Surpreendeu-se. Nenhum viajante viria a essas terras. Quem poderiam ser essas pessoas?

Aproximou-se. Viu homens sentados na entrada de uma grande tenda. Festejavam rindo e falando alto. Quando o viram, fizeram sinal e, gritando alegremente, convidaram-no a compartilhar sua refeição. Frutas deliciosas, assados apetitosos, bebidas de todas as cores em frascos de vidro estendiam-se em profusão sobre um tapete de lã. Yunus acercou-se deles, bebeu, comeu, e finalmente ousou perguntar a essas pessoas por qual milagre, nesse deserto hostil, eles se achavam assim providos de alimentos tão raros, como ele jamais havia experimentado.

— Uma voz conduziu-nos aqui — disseram-lhe. — Com certeza é o melhor lugar do mundo. Todos os dias o vento nos traz de longe os cantos de um dervixe desconhecido. Basta escutá-los e cantá-los que logo aparecem diante de nós todas essas iguarias suculentas que você vê. Seríamos loucos se fôssemos viver noutro lugar.

Yunus extasiou-se, confessou que jamais conhecera magia igual e atreveu-se a perguntar a seus companheiros se eles poderiam ensinar-lhe tais cantos para que ele não morresse de fome pelo caminho.

— Com prazer — responderam os homens. E se puseram a cantar.

Então Yunus, com os olhos arregalados e a boca aberta, ouviu os cantos que ele mesmo inventara durante cinco anos, varrendo o pátio do monastério. Reconheceu as mesmas palavras que pronunciara com o único desejo de enganar a solidão. Músicas nascidas do seu coração, na esperança de espantar a melancolia. Eram a sua obra.

No mesmo instante ele compreendeu para qual trabalho ele estava neste mundo, experimentou a pura verdade de sua alma e sofreu a pior vergonha pensando em Taptuk, que o havia instruído, sem que ele percebesse, como a um filho infinitamente amado. Então abraçou e beijou os homens que o haviam acolhido e voltou ao monastério correndo e chorando.

— Taptuk me perdoará por eu ter duvidado dele? — perguntava-se ele, bebendo o vento. — Algum dia ele me perdoará?

Já era noite quando chegou à porta carcomida que fechava a paliçada. Bateu, chamando e pedindo piedade. O rosto da esposa de Taptuk apareceu em cima do muro.

— Eis que está de volta, Yunus —, disse ela docemente. — Pobre criança! Não sei se Taptuk o aceitará de novo entre nós. Sua partida o desesperou. "Que desgraça", disse-me ele, "meu filho mais querido deixou-me! Que vale a minha vida daqui para a frente?" Vou abrir. Você vai dormir na poeira do pátio. Amanhã, quando seu mestre fizer o passeio matinal, vai bater o pé no seu corpo. Se ele perguntar "Quem é este Homem?", então você deverá partir para sempre. Mas se disser "É você, meu bom Yunus?", então saberá que pode outra vez viver em sua presença. Entre, meu filho.

Yunus deitou-se na poeira do chão. Ao amanhecer viu aproximar-se Taptuk, o cego, com sua esposa. Fechou os olhos, sentiu um pé contra suas costas e ouviu:

— É você, meu bom Yunus?

Ele se levantou inebriado de luz e de felicidade, correu para sua vassoura e começou novamente a varrer o pátio.

Assim ele fez até sua morte, sem falhar um único dia. Quando se tornou semelhante ao pó mil vezes levado pelo vento, seus cantos se elevaram, invadiram os lugares onde viviam os homens e os nutriram com uma bondade tão perseverante que, ainda hoje, nove cidades na Anatólia reivindicam o privilégio de ter em seu território o verdadeiro túmulo de Yunus Emré, o Homem que Taptuk, o cego, iluminou.

Fonte: Tradução livre do livro *L'Arbre aux trésors*, de Henri Gougaud, Seuil.

Niyamas
Svadhyaya (Estudo do Ser ou Autoconhecimento) e Isvara Pranidhana (Autoentrega ou Devoção a um Ideal)
Ciclo

Conceito

Isvara Pranidhana, que podemos traduzir como autoentrega ou devoção a um ideal, diz respeito à nossa capacidade de abertura interna e dedicação a uma causa. Em nosso dia a dia, percebemos com clareza que para termos êxito em qualquer empreendimento precisamos ter muita dedicação. No caminho espiritual, essa necessidade é ainda maior, e para conseguirmos alcançar uma condição de verdadeira entrega precisamos nos conhecer muito bem. Por isso, decidimos juntar em um só ciclo Isvara Pranidhana, que é o quinto Niyama, e Svadhyaya, que ocupa a posição anterior, de quarto Niyama, e pode ser traduzido como estudo do ser ou autoconhecimento.

Svadhyaya, quando se traduz como estudo, diz respeito à obtenção de informação sobre a vida dos mestres e das grandes obras de sabedoria, e a consequente reflexão sobre os ensinamentos recebidos. Já quando se traduz como autoconhecimento, diz respeito à observação da própria natureza, deixando aflorar as ajudas internas e buscando abrir um canal entre a mente inferior e a Mente Superior.

Assim, nesse ciclo, vivenciamos dois princípios muito profundos: a busca de um conhecimento de nós mesmos, com base na vida dos mestres e nos ensinamentos sagrados, e a diminuição da influência do Ego, com aceitação de todas as experiências sem ressentimentos e a consciência da existência de um Ser Supremo que está presente em todos os acontecimentos.

Não é tão simples como parece seguir por esses caminhos: temos que começar a examinar nossos hábitos e conhecer as nossas reações perante eles. Temos que eliminar aqueles hábitos que atrapalham o autoconhecimento, o crescimento espiritual. Como sabemos, não se muda um hábito da noite para o dia. É necessário muito esforço.

O materialismo de nossos tempos é sufocante e a vida no dia a dia é um grande empecilho. Como na história de Yunus Emré, somos postos à prova. Daí a necessidade de termos muita força e muita vontade para superar os obstáculos que vão surgindo no caminho espiritual. Para isso, é preciso fazer boas escolhas.

Textos escolhidos

"Não digam: Encontrei a trilha da alma.
Digam, porém: Encontrei a alma trilhando o meu caminho.
Pois a alma trilha todos os caminhos."

(Khalil Gibran, filósofo libanês dos séculos XIX e XX)

"Não te afastes, chega bem perto!
Crê, não sejas infiel.
Encontra o antídoto do veneno.
— Vem, retorna à raiz da raiz de ti mesmo.

Moldado em barro,
Misturado porém à substância da certeza,
Tu, guardião do tesouro da luz sagrada,
— Vem, retorna à raiz da raiz de ti mesmo.

Ao vislumbrares a dissolução
Serás arrancado de ti mesmo
E libertado de tantas amarras.
— Vem, retorna à raiz da raiz de ti mesmo.

Nasceste dos filhos dos filhos de Deus,
Mas fixaste muito abaixo a tua mira.
Como podes ser feliz assim?
— Vem, retorna à raiz da raiz de ti mesmo.

És os talismã que protege o tesouro
E também a mina onde se encontra.
Abre teus olhos, vê o que está oculto.
— Vem, retorna à raiz da raiz de ti mesmo.

Nasceste de um raio da majestade de Deus
E carregas a benção de uma estrela generosa.
Por que sofrer nas mãos do que não existe?
— Vem, retorna à raiz da raiz de ti mesmo.

Aqui chegaste embriagado e dócil
da presença daquele doce amigo
que com o olhar cheio de fogo
roubou nossos corações.
— Vem, retorna à raiz da raiz de ti mesmo.

Nosso mestre e anfitrião, Shams de Tabriz,
colocou a taça eterna diante de ti.
Glória a Deus, que vinho tão raro!
— Vem, retorna à raiz da raiz de ti mesmo."
(Rumi. "A raiz da raiz do teu ser", em Poemas místicos, *1996)*

Destaques do ciclo

Interiorização no início do ciclo — sentados em posição confortável de meditação com as costas eretas. Fazer a seguinte respiração, somente pelas narinas:

Respiração média intercostal — colocar as mãos nas laterais das costelas (acima das costelas móveis), dedos apontados para a frente e polegar para trás. Levar toda a sua atenção para as mãos e inspirar, abrir as costelas e, ao expirar, fechar. Perceba que os dedos se afastam na inspiração e se aproximam na expiração. É um exercício semelhante ao movimento de uma sanfona. Fazer essa prática várias vezes até que você sinta um equilíbrio mental.

Ler a seguinte frase de Sri Aurobindo: "Contemplei na minha vida a imagem do Ser Maior perfeita, saudável, cheia de gozo e alegria".

Esse mestre fez uma escolha, assim como Arjuna fez no Bhagavad Gita na epopeia Mahabharata. Duas facções da mesma família começaram a disputar o poder e acabaram deflagrando uma guerra. Em um momento crucial da disputa, dois guerreiros — um representante de cada facção — entraram no quarto do Deus Krishna enquanto ele dormia e posicionaram-se um de cada lado da cama. Eles combinaram que o primeiro a ser olhado quando Krishna acordasse teria o direito de escolher entre um enorme exército ou a companhia do deus.

Quando Krishna acordou, olhou para Arjuna e ele escolheu estar em sua companhia. O parente rival ficou muito alegre e gritou "jaya" — grito de alegria —, pois ele entraria na guerra com um exército enorme.

Numa carruagem com esplêndidos cavalos, Arjuna recebeu de Krishna os ensinamentos do "Bhagavad Githa", o "Canto do Senhor" — uma das joias da literatura sagrada da Índia, tendo como máxima a seguinte frase: "Nada atingirá o Ser Superior, nada atingirá o verdadeiro Eu. Cultivar em si a certeza do poder que desabrocha. Rejeitar o medo como roupa velha já usada".

Diz, ainda, o "Bhagavad Gita":

As armas não O cortam, o fogo não O queima, as águas não O molham, nem o vento O seca. É invisível, ele é chamado imutável, então não deves afligir-te. Não trouxemos nada e nada levaremos. Por que então sofrer?

A matéria imutável, porém, eu sou tudo o que dizes e tudo aquilo que pensas. Tudo repousa em mim, como pérolas num fio. Eu sou o perfume da terra e o calor do fogo, sou a aparição e o desaparecimento, sou o jogo dos trapaceiros, sou o esplendor que brilha. Todos os seres caem na noite e todos são reconduzidos ao dia. Já venci todos esses guerreiros. Entretanto, alguns acham que podem matar, e outros que podem ser mortos; ambos se enganam. As armas não podem ceifar essa vida que te anima, nem o fogo pode queimá-la, não pode ser molhada pelas águas ou ressecadas pelo vento.

Nada temas e levanta-te, pois eu te amo.

Fonte: Autorretrato de Krishna, em *Índia*, de Jean Claude Carrière, Ediouro.

Um presente ao leitor: Vipásana

Sugestão de meditação para pessoas que têm dificuldade com essa prática: Vipásana.

Existem vários tipos de Vipásana, mas esta foi uma meditação recebida em Mianmar, antiga Birmânia, de um mestre que morava no cume de uma alta montanha. Essa dádiva aconteceu em 1987, quando estive nesse maravilhoso país.

Sentar-se em posição cômoda de meditação, rosto suavizado, ombros relaxados e, se possível, coluna bem reta sem apoio. Olhos fechados, sem tensão, com o olhar interno voltado para a ponta do nariz ou para um ponto entre as sobrancelhas.

Quando pensamentos intrusos aparecerem, não devemos rejeitá-los porque, ao fazermos isso, estaremos aumentando sua importância e não tiraremos proveito da prática meditativa. A atitude correta é aceitá-los e dissolvê-los.

Um exemplo comum de pensamentos mundanos é lembrar-se de compromissos ou tarefas que precisam ser cumpridos, por exemplo: "preciso comprar pão". Em vez de rejeitar o pensamento, tentando empurrá-lo para depois, devemos repetir pausadamente a palavra comprar (comprar, comprar, comprar) até que esse pensamento desapareça.

A mesma atitude deve ser tomada em relação a sensações, como seria o caso de uma coceira no nariz. Em vez de tentar ignorá-la ou coçar o nariz para se ver livre dessa interferência, o ideal é repetir pausadamente a palavra coçar (coçar, coçar, coçar) até que a ideia se dissolva e desapareça.

Este Vipásana é uma experiência comprovadamente valiosa para os iniciantes e também para os yogues, sempre que estes estiverem dispersos e repletos de situações mundanas em sua mente.

O relato de uma aluna
Os Ciclos de Ética e o Tarikat vistos de outra perspectiva[12]

Texto de Volia Regina Consta Kato — professora universitária e aluna dos Ciclos de Ética do Tarikat.

A busca

A descoberta do Tarikat foi uma dessas coincidências junguianas, quando a vida nos traz aquilo que precisamos. Estava numa crise de fim de casamento, fazendo terapia e buscando me encontrar. O Alê, filho de uma amiga querida, comentou numa festa de família sobre sua experiência no Tarikat, elogiando a qualidade da escola. Fui atrás dessa referência. A entrevista com Louris se deu de forma muito empática. Uma experiência de acolhimento.

Gostei do lugar, da simplicidade e da sensação de alegria das alunas saindo da aula felizes, conversando e com semblantes de alegria e paz. Impressionou-me o cheiro do incenso e a sensação de estar em casa. Falei da apreensão de não estar à altura das exigências das posturas.

Lembro-me da Louris explicando a importância das inversas! E eu nem imaginava o que seria. Entrei na turma dos iniciantes, com a Conceição como professora. Uma experiência muito boa e uma generosidade inusitada.

---

[12] Que este meu depoimento possa ser entendido como um relato sobre mim mesma, no sentido posto por Judith Butler, ou seja: o relato que faço de mim mesma é sempre incompleto, parcial "assombrado por algo que não posso compreender como uma história definitiva" (BUTLER, 2015).

Depois de alguns meses de prática, recebi a notícia de que havia sido aprovada como veterana, o que significava ser aluna da Mestra Louris. Um novo mundo se abriu. Que honra!

Uma Hatha Yoga Especial

As anotações mais antigas que guardei são de 2003. No início de cada ciclo, a primeira aula nos apresentava o tema, as posturas e, principalmente, as aberturas de aproximação individual com reflexões e falas. Espaços de sintonia e agregação coletiva.

A presença de cada um era visível e sentida corporalmente. Ao sair da primeira aula, corria para anotar as posturas e pensamentos que marcariam o ciclo, para que não fossem esquecidos e eu pudesse também fazer práticas em casa. Depois de algum tempo, a própria Louris começou a escrever essas informações e nos passava mais ou menos na metade do período de duração do ciclo, quando já fazíamos corretamente as posturas e assim tínhamos autonomia para praticar fora da sala. Algumas colegas iam à aula mais de uma vez por semana, o que lhes garantia destreza maior. As minhas idas eram uma vez por semana, mas aproveitando atividades paralelas — algumas palestras da Louris, aos sábados de manhã, sobre filosofia, mitologia e respiração; e, em muitos momentos, massagens da Conceição.

O fato de ser uma prática corporal tão integrada espiritualmente passou a ter um poder de centralidade em mim, em especial por permitir reflexão e ação. Muito mais tarde, descobri por outras vias, que essa sincronicidade entre corpo e mente (ou espírito) é a verdadeira base do conhecimento. Suely Rolnik, psicanalista e filósofa, em seu livro *Cartografia sentimental*, apresenta o termo "corpo vibrátil" para exprimir as percepções e marcas das sensações corporais na parte subcortical do cérebro, estabelecendo nexos novos, compreensão e experiência. Isso está na essência da Hatha Yoga.

Entendi também que essa modalidade da Yoga possui um campo de flexibilidade, tanto no uso de instrumentos e apoios físicos nas posturas corporais como nas possibilidades de aberturas de pensamentos e reflexões. Acho que os textos de filósofos sufis e outros mestres, poetas e pensadores livres trazidos para os Ciclos temáticos representam a potência mais forte do Tarikat. Uma marca de diferenciação. Praticamente uma outra ramificação e desdobramento da Hatha Yoga sem alterar seus fundamentos originais. Quase a criação de uma escola, de um modo original de conceber Yoga como autoconhecimento, como presença no mundo.

Em abril de 2006, por exemplo, o ciclo dos Vayus (ventos ou ar) nos trouxe preceitos de Yasevi (século XIII) e poesia de Rumi (também do século XIII). O primeiro dizia: "sê presente a cada alento [...] Permanece livre interiormente em todas as tuas atividades exteriores". E o segundo, Rumi: "Tudo o que fazemos são meios para esconder e para mostrar o que está oculto. Estude-os e desfrute ser lavado com um segredo que às vezes conhecemos e outras não".

Essas falas surgiam como imagens que nos envolviam e nos atravessavam. Como poemas cujo sentido é captado na totalidade imagética e sensível e não numa decifração racional. Apenas apareciam como belos, tocantes, abrindo portas para a passagem de sensações e sentimentos ocultos, não percebidos.

Em 2008, emocionou-me profundamente o poema de Rumi "A Casa de Hóspedes" por me fazer reconhecer, nas situações de vida daquele momento, sentimentos desencontrados e não desejados. Eis a poesia:

> Esse ser humano é uma casa de Hóspedes.
> Toda manhã uma nova chegada.
> A alegria, a depressão, a falta de sentido,
> Como visitantes inesperados.
> Receba e entretenha a todos
> Mesmo que seja uma multidão de dores
> Que violentamente varrem sua casa

E tira seus móveis.
Ainda assim, trate seus hóspedes honradamente
Eles podem estar te limpando
Para um novo prazer.
O pensamento escuro, a vergonha, a malícia,
Encontre-me a porta rindo.
Agradeça a quem vem,
Porque cada um foi enviado
Como um guardião do além.

Nas minhas sessões de terapia, comentava sempre com o Artur Tufolo sobre o bem que a Yoga estava me proporcionando e, certa vez, ele fez um comentário marcante: a nossa cura nunca vem de um único lugar, mas da influência combinada de diversas forças, lugares, pessoas e atividades. E lá estava, límpida para mim, a influência do Tarikat e de suas mestras, atuando em sintonia com outras energias em minha vida.

Os Ciclos

Nunca frequentei outras escolas e, portanto, não conheço as pedagogias que articulam práticas e ensinamentos da filosofia da Hatha Yoga em outros lugares. Mesmo assim, sempre achei fantástica, inusitada e especial a forma como se organizavam as sequências do curso.

Uma sequência de círculos marcantes para mim foi a dos Chakras, em 2004, começando com Muladara e envolvendo os demais, paulatinamente, até o final do ano. Em fevereiro de 2005, a síntese dos Chakras tratou da União Muladara/Aíña, como união de opostos expressa na Saudação Céu e Terra. Em cada ciclo, as leituras, as meditações e os comentários permitiam livres associações entre as propriedades de cada Chakra e as normatividades e situações da vida cotidiana de cada um de nós.

Em outros Ciclos, temas da filosofia ganhavam centralidade e também abriam portas de integração entre conduta e Ética, corpo e emoção como práticas de autoconhecimento com temas como Desapego (maio de 2005); Amor (agosto e setembro de 2005); Número 7 (outubro de 2005); Agradecimento e entrega (setembro de 2006); Conhecer-se (outubro de 2007); Ciclo da transformação (abril de 2007), entre muitos outros.

Um exemplo das aulas de fundamentação filosófica que embasavam os temas está num longo relato escrito pela Louris sobre o "Ciclo dos Gunas", revelando consistência de pesquisa e uma criação única e inédita de aulas. No texto, Louris explica que a Yoga, nas escrituras sagradas da Índia, está indissoluvelmente ligada ao Sistema Samquia que estabelece aos praticantes de Yoga os princípios filosóficos, os objetivos, a cosmologia, a psicologia etc. para uma disciplina perfeita. São considerados como dois aspectos de uma mesma doutrina: o teórico (Samquia) e o prático (Yoga).

As três Gunas dizem respeito a três qualidades primordiais que se expressam em combinações dos processos da natureza, sinalizando a diversidade do Universo. São elas: Satvas Gunas (verdade ou harmonia), Rajas Gunas (paixão ou atividade) e Tamas Gunas (indiferença ou inércia).

Essa exemplificação de ensinamentos filosóficos serve como retomada para mim mesma sobre a complexidade e, ao mesmo tempo, a fascinação que envolvia a prática da Yoga no Tarikat. Ao reler esses escritos guardados, lembro de tudo e me dá alegria.

Fragmentos

Certa vez, em julho de 2003, nas conversas livres após a aula, elogiei Louris como uma grande Mestra inspiradora; ao que ela prontamente respondeu: "Não é bem assim. Sei a distância entre mim e um verdadeiro mestre, por exemplo, Dalai Lama, um ser tão iluminado que só sua presença já enche o ambiente de paz". Provavelmente estávamos praticando os princípios éticos, mais precisamente "A verdade".

Em outra ocasião, num ciclo que, se não me engano, era sobre o tema "Ocupando espaços", Louris mencionou um workshop feito em uma de suas viagens ao exterior, de onde tirou inspiração para algumas posturas cujos movimentos acompanhavam as seguintes temáticas: Ocupar os espaços dados por Deus e pelos outros; Observar os outros e os espaços que é possível ocupar; Sair do espaço sem machucar o outro e sem se machucar; Saber a hora de sair; Usar a criatividade para criar novos espaços.

Lembro-me claramente das preparações que fizemos, professoras e algumas alunas veteranas, para uma apresentação da escola numa livraria no Shopping Morumbi em 5 de abril de 2008. Antes da saída da escola fizemos uma meditação objetivando Presença Plena e fomos irradiando alegria. O tema era: a Hatha Yoga e suas derivações no mundo moderno.

Louris apresentou as sete ramificações consideradas criações pré-modernas e destacou a Yoga Integral de Sri Aurobindo "que mantendo a essência das tradições anteriores, fez a adaptação para os tempos atuais, pois o praticante não necessita se recolher do mundo, sair do mundo [...] A Consciência Divina pode ser trazida ao corpo e à mente do buscador na vida comum" (texto digitalizado da palestra por Louris Esper).

Nas demonstrações de posturas, a professora Érika realizou a Saudação ao sol, e eu, a Árvore, e assim por diante, cada um o seu pedaço. Foi uma experiência coletiva importante de fortalecimento da União com a escola.

O fechamento das atividades anuais antes do Natal sempre era festivo e nos trazia mensagens e uma prática de celebração diferente, em que criávamos presentes que eram ofertados. Guardei a Mensagem de 2004.

Depoimentos sobre as aulas no Tarikat

- Alayde Alves — escritora
- Carlos Roberto De Zoppa — engenheiro
- Cecília Veiga — veterinária e professora de Yoga
- Maria Regina Ramos Werson — terapeuta alternativa
- Marta Madalon — jornalista e instrutora de Yoga
- Milton Coutinho — diretor comercial
- Rosana Ortiz — jornalista e empresária
- Sandra Tucci — artista plástica e professora universitária
- Anna Pedote — professora do Tarikat e criadora, com Louris Esper, dos Ciclos de Ética da escola
- Louris Esper — proprietária do Tarikat e autora deste livro

Alayde Alves
ESCRITORA

O Tarikat era um pequeno espaço, quase que um ninho, um lugar com vida, com liberdade, transformador.

Foi lá que, à procura de exercitar meu corpo — uma busca de anos —, eu experimentei sutilização, descobri que o Ser Maior está em tudo e que cada um de nós tem uma chama, uma força divina no nosso mais íntimo. Descobri a importância de percebermos as sintonias e nos sintonizarmos com o Universo, me abri para um mundo interior do qual sou totalmente responsável e que quando acessado é transformador. Aprendi que o sentido da vida é procurar ser livre, livre das nossas próprias amarras.

Tarikat significa caminhos, e lá foram abertos caminhos sutis para mim. Toda terça-feira eu estava lá com a Louris, de uma forma verdadeira e natural, e tínhamos os Ciclos, os Ciclos de sutilização.

Levei anos para entender toda essa oportunidade que a vida me deu. Pouco tempo depois de ter começado a tomar consciência de uma transformação, minha mestra me chamou para ir à Caxemira e à Índia. Naquele momento, não dava para eu ir. Mesmo assim, fui; e ali provavelmente começou um novo ciclo.

Foram 14 anos de Tarikat, uma bênção na minha vida.

Vale meditar sobre: sutilizar — verdade — liberdade — responsabilidade — sintonia.

Carlos Roberto De Zoppa
ENGENHEIRO

Fui fazer Yoga por influência de minha esposa, que a praticava no Tarikat. Tinha uma vida bastante agitada e não acreditava muito que a Yoga fosse me ajudar.

Com o passar do tempo, pude verificar que as aulas no Tarikat me ajudaram, e muito, a ter melhor controle sobre a turbulência dos pensamentos e a agitação do corpo.

Os exercícios, aliados à meditação no final de cada aula, davam-me uma paz interior muito grande. Além disso, o grupo de alunos era pequeno, quase todos na mesma faixa etária, o que permitia um excelente relacionamento entre nós.

Quando foi decidido que as atividades do Tarikat seriam encerradas, o impacto foi muito forte em todos nós. Sentia, e ainda sinto hoje, falta daqueles momentos de convívio com todos no Tarikat.

Cecília Veiga
VETERINÁRIA E PROFESSORA DE YOGA

Conheci a Yoga ainda muito jovem e num espaço onde não havia nada de glamour ou cuidado especial, mas algo me mobilizava e me deixou uma sensação que nunca esqueci. Segui a vida com essa sensação de que a Yoga seria um caminho a percorrer e assim estive com algumas professoras até o Universo me dar de presente essa mestra eterna, Louris.

Eu a conheci atendendo numa venda, e sua forma, sua postura, me deixaram encantada. A resposta sobre a minha felicidade em atender alguém com uma energia tão gostosa foi que era professora de Yoga.

Passaram-se dois anos para que a minha agenda e os horários do Tarikat dessem certo. E lá fui eu. Lugar encantador, com muito cuidado e cheio de detalhes lindos. Comecei minha prática com outras professoras, Zezé e Ana, e finalmente Louris. Lembro-me de sair de algumas aulas tão plena, tão conectada com o Universo, que era preciso aterrar e agradecer muito!!!

No Tarikat havia um especial cuidado no planejamento das aulas. Longe de se ter como objetivo alcançar as posturas, o trabalho era alcançar você mesmo e isso não é comum. O trabalho era feito com muita Ética e integrando a prática com a vida. Não há como fazer Yoga se não for dessa maneira. E, por essa vivência, a exigência de encontrar um novo lugar para praticar só cresceu, quando chegou o momento de o Tarikat encerrar as atividades.

Talvez por isso acabei caminhando para a Kundalini Yoga, onde vejo uma prática mais integrada com a vida. Louris é minha referência, eu a respeito e admiro e agradeço pelos ensinamentos, pelo exemplo. Ela me ajudou a ver a Yoga como muito mais que postura e Pranayama.

Gratidão. Sat Nam.

Maria Regina Ramos Werson
TERAPEUTA ALTERNATIVA

Romãs!

Sim, as romãs na placa com o nome "Tarikat" foram um chamado para que eu frequentasse as aulas de Yoga.

No Tarikat, as aulas eram especiais, pois as pessoas do grupo em que participei no início — como Cyomara, as irmãs Maria Silvia e Mathilde, donas de uma sabedoria admirável — estavam em busca não só da prática, como também de conhecimento sobre sufismo. Louris, então, lia para nós textos maravilhosos da tradição sufi, como os de Nasrudin e os de Rumi, enriquecendo, assim, nossas aulas.

Eu caí de paraquedas em um grupo que exalava cultura, então só ouvia e agradecia!

Toda a equipe do Tarikat, como a Anna, Érika e Conceição, às quais agradeço por toda a dedicação, respeitavam a flexibilidade de cada aluna nas posturas, e isso foi muito importante para mim devido a minhas limitações, mas aprender exercícios de respiração foi fundamental em minha vida.

Na hora do relaxamento com Mantras e batidinhas suaves no sino, éramos cobertas com toda a delicadeza e carinho. Que saudade!

Frequentar o Tarikat foi divertido também porque, além das aulas, tivemos eventos lindos, como a peça de teatro interpretada pelos alunos sobre o livro *A linguagem dos pássaros*. Que delícia ter participado!

Narrando sempre histórias sobre a Índia, Louris nos fez sonhar em viajar para lá; partimos então, Alayde, Sonia, Leila e eu, para uma viagem maravilhosa e inesquecível com nossa tutora (ah! trouxemos romãs doces e lindas como rubis).

Estar com pessoas tão queridas é fruto de uma convivência que o Tarikat (caminhos) nos proporcionou e que dura até hoje!

Gratidão eterna por tudo que vivi e aprendi com você, amada mestre!

Beijos com todo meu amor e carinho!

Marta Madalon
JORNALISTA E INSTRUTORA DE YOGA

O ano era 2000 e me lembro como se fosse hoje do dia que entrei no Tarikat pelo portão verde de uma casa que já não existe mais, na rua Fradique Coutinho, na Vila Madalena, em São Paulo. Ali, eu encontraria a Louris Bechara Esper, a fundadora da casa-escola que me colocou no caminho da Yoga. Fui privilegiada ao cruzar com a Louris naquele momento da minha vida, aos 30 anos, em que minha incessante busca por autoconhecimento e necessidade de uma prática corporal me fizeram chegar aonde eu deveria estar.

O Tarikat era um local acolhedor, humanizado, amoroso, onde sempre se valorizou a qualidade em vez da quantidade, o respeito pela tradição da Yoga, pelos limites individuais e professoras alinhadas com o propósito sagrado de ajudarem seus alunos e alunas a alcançarem mais equilíbrio, foco, concentração, flexibilidade, interiorização, meditação e, consequentemente, a comunhão com o Ser Essencial e o contentamento.

No Tarikat eu me sentia num templo yogue e reconheceria a Louris como minha mestra encarnada, um ser de muita luz e sabedoria. Sem precisar de muitas palavras, apenas com seu olhar profundo, fala mansa e amor transbordante, ela me tocava em níveis tão profundos da alma que é quase impossível descrever o efeito dessa conexão entre mestre e discípula.

O Tarikat era um local de estudo, de encontros e trocas, do chá quentinho de casca de abacaxi no final das aulas, do encantamento de olharmos para a Jade em época de florada, com seu azul verde-água da cor do céu e do mar; era a minha segunda casa!

Este livro é um registro de muitos anos dedicados e de caminhada, tendo como base a filosofia e a ciência da Yoga, caminho esse que é só de ida, uma vez que tenha sido encontrado, um presente que nos é dado pela Louris como obra e legado de uma longa jornada. Namaskar!

Milton Coutinho
DIRETOR COMERCIAL

Depois de muito buscar, nas várias religiões, nas terapias, na medicina tradicional e na homeopática, finalmente encontrei respostas e entendi a integralidade do ser uno, indivisível que somos.

Aprendi a integrar o mental, o espiritual e o físico. Aprendi a respeitar meus limites e os do outro. A estar no mundo sem pertencer a ele. A buscar a linha do meio, procurando o equilíbrio dos meus sentimentos.

Aprendi a respirar, base de toda a meditação, um ato tão simples, mas que mecanicamente fazemos errado a vida inteira.

Aprendi a focar. E a fazer uma coisa por vez. Buscar sempre, nunca desistir.

Foi transformador o período de treze anos que passei no Tarikat, que para mim é a tradução da Yoga.

O respeito, o carinho, a sutileza, a delicadeza com que todos os conhecimentos me foram sendo repassados, sem imposições ou doutrinamentos. O verdadeiro respeito aos limites individuais.

E, o mais importante, sempre havia uma mantinha para te aquecer no final da aula.

Obrigado, foi transformador, os Ciclos, tudo inesquecível.

Rosana Ortiz
JORNALISTA E EMPRESÁRIA

Vocês sabem o que é Shangri-la?
De acordo com texto encontrado na Wikipédia:

> Shangri-la, da criação literária do [escritor] inglês James Hilton [1900-1954], *Lost Horizon* (Horizonte Perdido), de 1933, é descrito como um lugar paradisíaco situado nas montanhas

do Himalaia, sede de panoramas maravilhosos e onde o tempo parece deter-se em ambiente de felicidade e saúde, com a convivência harmoniosa entre pessoas das mais diversas procedências. [...] No mundo ocidental, Shangri-la passou a ser sinônimo de um paraíso terrestre oculto.

Um segredo, um tesouro. Para mim Shangri-la é sinônimo de Tarikat.

Passar pelo portão de entrada da escola de Yoga Tarikat era como atravessar um pórtico, adentrar em outra dimensão. O som da água da fonte, a vegetação sempre exuberante e fresca, as flores azuis em cachos na trepadeira (nunca vi beleza igual!), a pequena recepção onde deixávamos nossos calçados para calçar chinelinhos deliciosos, de pano, e escolher a toalha preferida para realizar a prática. Tudo era mágico.

Sabe o que é experimentar uma vivência em outro mundo? Era isso que nossa mestra Louris nos proporcionava. A possibilidade de mergulhar em uma atmosfera de paz e serenidade, com cheiros e sabores (sim! sabores! pois tinha sempre um chazinho delicioso) de sonhos.

Todo o ambiente nos levava a realizar uma aula completa, de exercício corporal e de calmaria psíquica. Tudo no corpo era trabalhado. A Louris tinha uma dinâmica de aula que mexia com todos os músculos do corpo, nem um pedacinho era esquecido. Fortalecia e relaxava. Saudades!

Frequentei o Tarikat em duas épocas da minha vida e realmente me ajudou muito. Nas duas vezes, a Louris, com suas aulas mágicas, ajudou a reconstruir o meu eu. Todos sabemos que a vida às vezes é muito difícil, dura mesmo, e a gente acaba se quebrando em partes. Naquele Shangri-la, eu me fortaleci, juntei minhas peças, corpo e mente mais elásticos, serenos.

Foram inúmeros momentos marcantes, sempre recheados pela leitura de textos profundos. Ah! que delícia ouvir os poemas, as narrativas, na voz pausada e clara da Louris. Excelente oradora, nos pegava pela mão e levava a viver histórias, emoções narradas em antigos textos celtas, turcos. Era um momento de meditação, de contemplação dessa nossa certa "essência interior" tão individual e tão múltipla, tão própria, e às vezes tão absolutamente descontrolada. Eram os nossos mais íntimos e profundos sentimentos refletidos nessas histórias que falavam da necessidade de se abrirem janelas (físicas, da mente) para propiciar a ventilação de novos ares. Era uma coisa linda.

Uma vez, após uma série de posturas, da entoação de um Mantra, Louris nos convidou a colocar as mãos sobre o rosto e imaginar que nossas mãos eram como cascas, e ficamos ali, todos sentados, com as mãos cobrindo nossas faces. Aos poucos nossas mãos foram se abrindo, lentamente, descortinando nossos olhos, nariz, boca. Foi como um renascer. Louris perguntou: que casca eram suas mãos? As minhas foram duras cascas de nozes, que foram se abrindo, gentilmente, sem esforço, deixando à mostra um rosto tranquilo, descansado, liberto de tão forte armadura.

Em outra ocasião, experimentamos uma inundação na escola, numa dessas chuvas torrenciais que no verão assolam São Paulo, causando todo tipo de estragos. O fiel companheiro da Louris, o engenheiro Jayme, com todo o capricho, deixou tudo em ordem novamente, e pudemos então retomar nossas aulas. Na primeira delas, em um Tarikat ainda com pequenas lembranças daquela avalanche de água, na leitura do dia, Louris nos lembrou que éramos todos como a Flor de Lótus, literalmente emergindo com toda a graça e beleza da água. Foi forte.

Esse era o meu Shangri-la. Um lugar mágico nas mãos de uma pessoa linda em todos os aspectos: sábia, generosa, deliciosa de se conviver. Muitas saudades, mas principalmente muitos agradecimentos, por ter tido o privilégio de viver essas emoções. O Tarikat me ensinou muito, mas sobretudo ajudou a me tornar uma pessoa melhor. Obrigada, Louris, minha eterna mestra.

Sandra Tucci
ARTISTA PLÁSTICA E PROFESSORA UNIVERSITÁRIA

A Yoga foi luz na minha vida. A prática no Tarikat me proporcionou conhecer as dimensões e potenciais do meu corpo e da minha alma.

Meu primeiro contato com a Yoga foi aos 15 anos. Desde então, houve momentos em que a prática foi mais presente, outros menos, pois intercalava atividade física com outras modalidades.

Durante dez anos, entre 2000 e 2010, tive a oportunidade de morar em Los Angeles, Califórnia, onde pude por fim me aproximar mais dessa prática milenar. Apesar de haver várias escolas, a Hatha Yoga "clássica" sempre foi meu alicerce e a minha modalidade preferida.

Ao retornar para o Brasil, tive a oportunidade de praticar no Tarikat com a professora Louris Esper, e em algumas ocasiões com as professoras Conceição e Érika.

Sentirei saudades "para sempre" daquelas aulas com a professora Louris, em que o efeito da prática se dava em dois níveis — Físico (Material) e Consciente (Mente). Durante a prática, sentia um efeito de reorganização do corpo e da mente. A cada semana estava mais presente para observar todo o meu corpo, e a delicada condução da professora Louris me guiava para alcançar mudanças sutis e receber o máximo benefício da pose.

Minha mais profunda gratidão a todos os meus professores e a todos que se dedicam a essa prática há muitas gerações.

Anna Pedote
PROFESSORA DO TARIKATE CRIADORA, COM LOURIS ESPER, DOS CICLOS DE ÉTICA DA ESCOLA

Tarikat foi um presente em minha vida, a possibilidade de vivenciar a Yoga em todos os momentos, tanto no convívio com os alunos como com os professores.

Nossas aulas eram criativas e, antes de darmos aos alunos, vivenciávamos o que íamos propor.

Tarikat era acolhimento, respeito pelo outro, amorosidade.

Fisicamente refletia todos esses sentimentos: o delicioso chá de abacaxi da Louris, os cobertores, os arranjos de ikebana...

Essas lembranças permanecem em minha memória, trazendo alegria e união.

Louris Esper
PROPRIETÁRIA DO TARIKAT E AUTORA DESTE LIVRO

Ao ler os depoimentos anteriores, vocês devem ter verificado que a maioria se dirige à pessoa da Louris. A causa disso é que eu, Louris, estava em contato direto com os alunos, pois atuava como professora.

Mas todos sabiam, todos sabem, da importantíssima participação na elaboração das aulas de Anna Pedote ou Anna Purna, como eu a chamo.

Ela está por trás de tudo: no planejamento dos Ciclos, na escolha dos Pranayamas, aquecimentos, posturas e tudo o mais.

Seu pensamento claro, sua memória prodigiosa, seu enfoque direto e objetivo tornavam mais simples a transmissão dessa arte milenar que é a Yoga.

Às vezes ela apresentava o ciclo pronto e eu, Louris, acrescentava apenas uma leitura. Outras vezes eu me limitava a transmitir aos alunos integralmente, acrescentando apenas um agradecimento por essa participação fundamental para as aulas, para a Ética, para a Yoga.

Gratidão... Gratidão... Gratidão.

Considerações finais

Nossa história termina aqui, mas a Ética na Yoga é um bem eterno que precisa ser observado permanentemente por todos os envolvidos nessa prática. Por isso decidi escrever este livro. Para que cada um de vocês, ao praticar Yoga, possa ter em mente esse compromisso.

Espero que este relato tenha sido útil a vocês e que ainda possa ser útil a muitos outros amantes da Yoga e da Vida.

E lembrem-se: para se conseguir praticar a Ética na Yoga é preciso agir sempre com muito, muito amor. É assim na Yoga e é assim na Vida.

E, por falar em vida, estas memórias foram resgatadas porque a vivência no Tarikat foi a melhor época da minha longa existência, que neste momento já dura 84 anos.

Namastê!

Bibliografia

BLOFEFELD, John. *Mantras, palavras sagradas de poder*. São Paulo: Editora Cultrix, 1977.

BROWN, Jeff. *Notícias do corpo*. Psicanálise agora. Disponível em: https://m.facebook.com/psicanaliseagora/photos/a.2064028680582372/2514579182193984/?type=3&_rdr. Acessado em: 2 maio 2023.

BUSH, Catherine. *Gandhi*. São Paulo: Nova Cultural, 1987.

BUTLER, Judith. *Relatar a si mesmo: crítica da violência ética*. Belo Horizonte: Autêntica, 2015.

CALLE, Ramiro A. *Yoga y salud*. Madrid: Alianza Editorial, 1985.

CHATTERJI, Jagadish Chandra. *A sabedoria dos Vedas*. São Paulo: Editora Pensamento, 1973.

CARRIÈRE, Jean-Claude. *Índia*. Rio de Janeiro: Ediouro, 2009.

ELIADE, Mircea. *Yoga, imortalidade e liberdade*. São Paulo: Editora Palas Athenas, 1996.

_____. *Patanjali y el yoga*. Buenos Aires: Ediciones Paidós, 1987.

FEUERSTEIN, Georg. *A tradição do Yoga*. São Paulo: Editora Pensamento, 1998.

_____. *As virtudes do Yoga*. São Paulo: Editora Pensamento, 2009.

_____. *Uma visão profunda do Yoga*. São Paulo: Editora Pensamento, 2005.

GIBRAN, Khalil Gibran. *O profeta*. Rio de Janeiro: Associação Cultural Internacional Gibran, 1976.

GITANANDA, Swami. *Um estudo sobre a linguagem de gestos do hinduísmo, yoga e tantra*. Bertioga: Anais do IV Congresso Internacional de professores de Yoga. Organizado pelo Centro de Estudos de Yoga Narayana, 1973.

GOUGAUD, Henri. *L'arbre aux trésors, Légendes*. Paris: Seuil, 1987.

HISTÓRIAS da tradição sufi. Rio de Janeiro: Edições Dervish – Instituto Tarika, 1993.

HISTÓRIAS para a Sabedoria: uma ontologia de koans, contos, lendas e parábolas orientais. Compilação e Edição de: Shén Lóng Fēng, 2018.

IBN AL'ARABI. *El secreto de los nombres de Dios*. Murcia: Editora Regional de Murcia, 1996.

IYENGAR, B.K.S. *Luz sobre o yoga: yoga dipika: o guia clássico de yoga escrito pelo embaixador do yoga no Ocidente*. São Paulo: Pensamento, 2016.

JACOBSON, Edmond. *Relax, como vencer as tensões*. São Paulo: Editora Cultura, 1976.

KALYAMA, Acharia. *Yoga, repensando a tradição*. São Paulo: Editora Ibrasa, 2003.

KENT, Howard. *Yoga, curso completo*. São Paulo: Editora Manole, 1999.

KHANE, Genevieve; KHANE, Babacar. *Le Yoga des pharaons: l'éveil interieur du sphinx*. Paris: Dervy-Livres, 1983.

KING JR, Martin Luther. *A dádiva do Amor*. São Paulo: Planeta, 2021.

KUPFER, Pedro. *Dicionário de Yoga*. Florianópolis (SC): Editora Dharma, 1966.

KUVALAYANANDA, Swami. *Pranayama*. São Paulo: Phorte Editora, 2008.

LALVANI, Vimla. *Complete book of Yoga*. Londres: Bounty Books, 2004.

LYSEBETH, Andre Van. *Aprendo Yoga*. Barcelona: Ediciones Urano, 1986.

_____. *Tantra: el culto de lo femenino*. Barcelona: Ediciones Urano, 1988.

MALLARMÉ, Stéphane. *Contos indianos*. São Paulo: Editora Experimento, 1994.

MENEN, Rajendar. *O poder curativo dos mudras*. São Paulo: Editora Madras, 2007.

MICHAEL, Tara. *O Yoga*. Rio de Janeiro: Zahar Editores, 1976.

MOHAN, A. G. *Yoga para o corpo, a respiração e a mente*. São Paulo: Editora Pensamento, 1993.

NIZAMI. *Laila & Majnun: a clássica história de amor da literatura persa*. Rio de Janeiro: Zahar, 2002.

OS UPANISHADES: *A sabedoria espiritual e a imaginação romântica dos Hindus*. Sintra: Publicações Europa-América. Coleção livros de bolso. [S. l., s.d.]

PALACIOS, Miguel Asin. *Amor humano, amor divino: Ibn Arabi*. Córdoba: Ediciones El Almendro, 1990.

PANIKKAR, Raimon. *La experiencia filosófica de la India*. Madrid: Editorial Trotta, 1997.

PRABHUPADA, A. C. Bhaktivedanta Swami. *O Bhavagad-Gita como ele é*. São Paulo: Fundação Bhaktivedanta, 1994.

RAMACHARACA, Yogue. *As doutrinas esotéricas das filosofias e religiões da Índia*. São Paulo: Editora Pensamento, 1980.

RENOU, Louis. *O hinduísmo*. Lisboa: Publicações Europa-América, 1951.

REVISTA Pazes, 2020, n. 30. "Os sonhos do rei: conto indiano que nos fará compreender o comportamento de muitos na pandemia". Disponível em: https://www.revistapazes.com/os-sonhos-do-rei-conto-indiano/. Acessado em: 22 mar. 2023.

RUMI, Jalal al-Din. *Poemas místicos.* São Paulo: Attar, 1996.

_____. *Fihi-Ma- Fihi: o livro do interior.* Rio de Janeiro: Edições Dervish, 1993.

_____. *Masnavi.* Rio de Janeiro: Edições Dervish, 1992.

SAMBUCY, A. et M. e LAUBRY, J. J. *Yoga Iranien et Egyptien.* Paris: Editions H. Dangles, 1965.

SATYANANDA, Paramahamsa. *Yoga Nidra.* Brasília: Thesaurus.

SHAH, Amina. *Contos da Arábia: o camponês, o rei e o sheik.* São Paulo: Kadyc Editorial, 1997.

SHAH, Idries. *A sabedoria dos idiotas.* Rio de Janeiro: Tabla, 2016.

_____. *As gaiatices do incrível Mulá Nasrudin.* Rio de Janeiro: Tabla, 2016.

_____. *Buscador da Verdade.* Rio de Janeiro: Tabla, 2017.

SRI AUROBINDO. *A evolução futura do homem: a vida divina sobre a Terra.* São Paulo: Editora Cultrix, 1974.

SULAMI, Al. *Futuwah: tratado de caballeria sufi.* Barcelona: Paidós Orientalia, 1991.

TAGORE, Rabindranath. *Kabir: cem poemas. Selecionados por Rabindranath Tagore.* São Paulo: Attar, 2013.

TAIMNI I. K. *A ciência da Yoga.* Rio de Janeiro: Grupo Annie Besant, 1989.

_____. *Gayatri: o mantra sagrado da Índia.* Brasília (DF): Editora Teosófica, 1991.

THE SIVANANDA YOGA CENTRE. *The book of Yoga: the complete step-by-step guide.* Londres: Ebury Press, 1986.

TINOCO, Carlos Alberto. *As Upanishads.* São Paulo: Editora Ibrasa/Gnose, 1986.

WHITE, Ganga. *Yoga en pareja.* Barcelona: Ediciones Urano, 1988.

Pequeno álbum de fotos

No jardim do Tarikat.
Foto: Fábio Andrade.

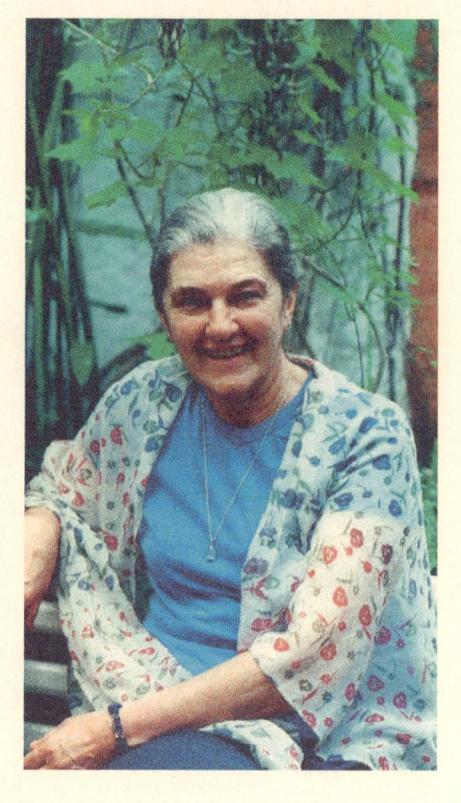

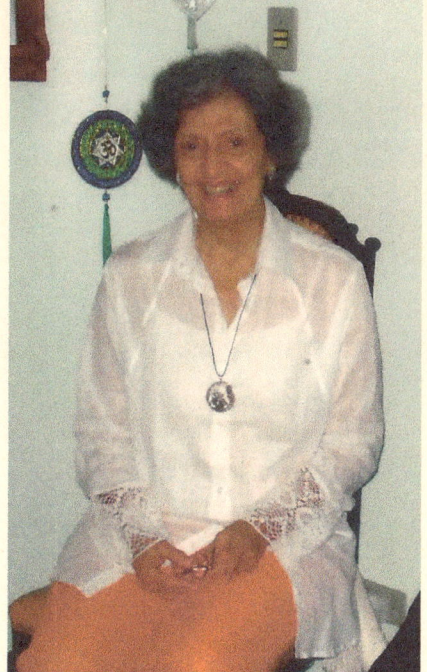

Anna em uma das festas de final de ano no Tarikat.

Um dos inúmeros momentos de
conversas e trocas no jardim do Tarikat.
Foto: Fábio Andrade.

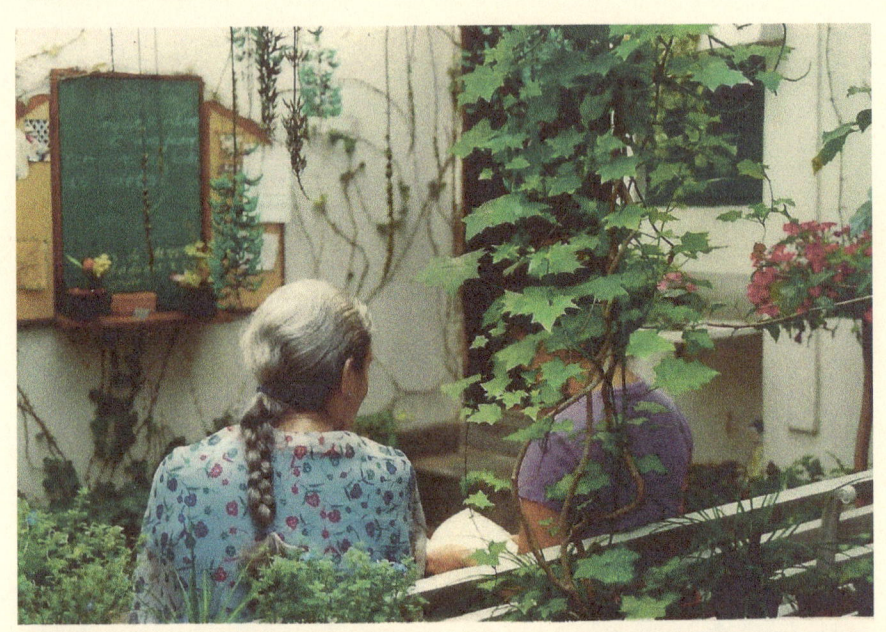

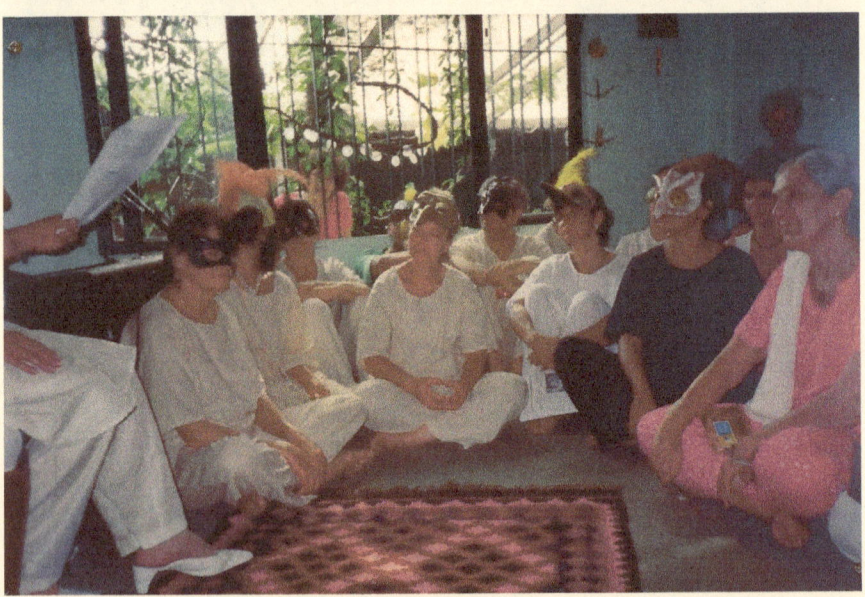

Em uma das festas de final de ano realizadas no Tarikat, na qual
relacionamos posturas de Yoga a personagens da obra
A linguagem dos pássaros, de Farid ud-Din Attar.

Aluna Anunciatina Lazzareschi encena o personagem do pintassilgo, de Attar.

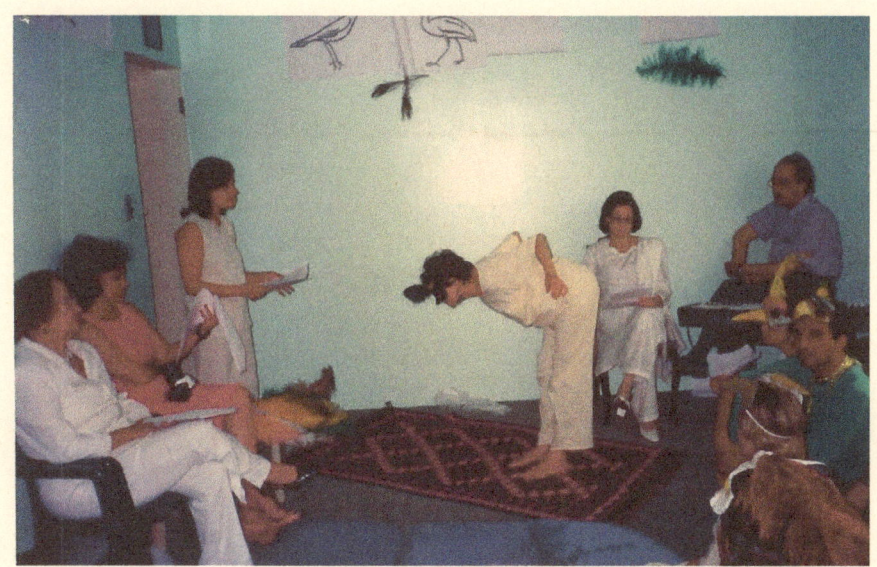

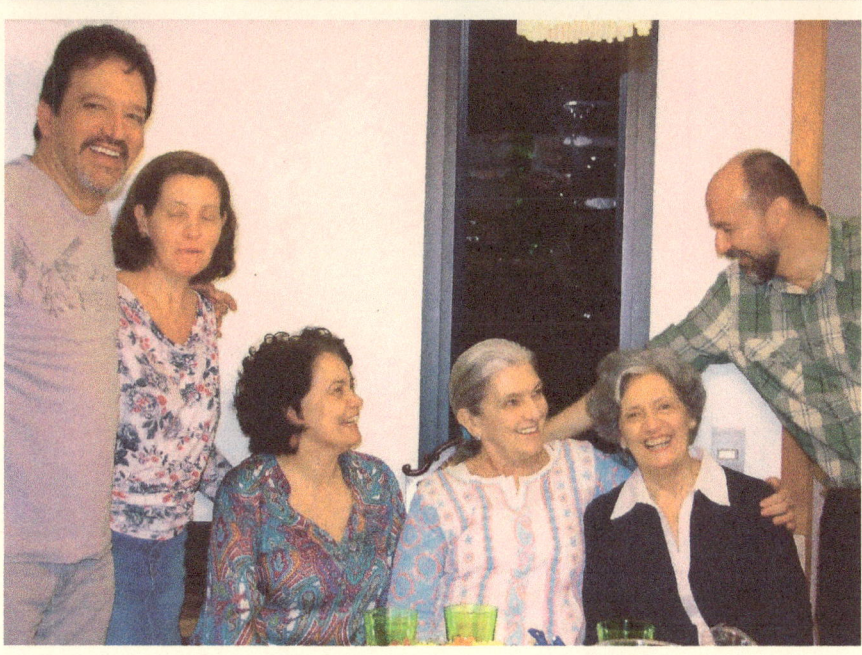

Na reunião de fechamento do Tarikat, com Anna e alguns dos alunos que participaram dos Ciclos de Ética.

Esta obra foi composta em EB Garamond 12,5 pt e impressa
em papel Polen Natural 80 g/m² pela gráfica Meta.